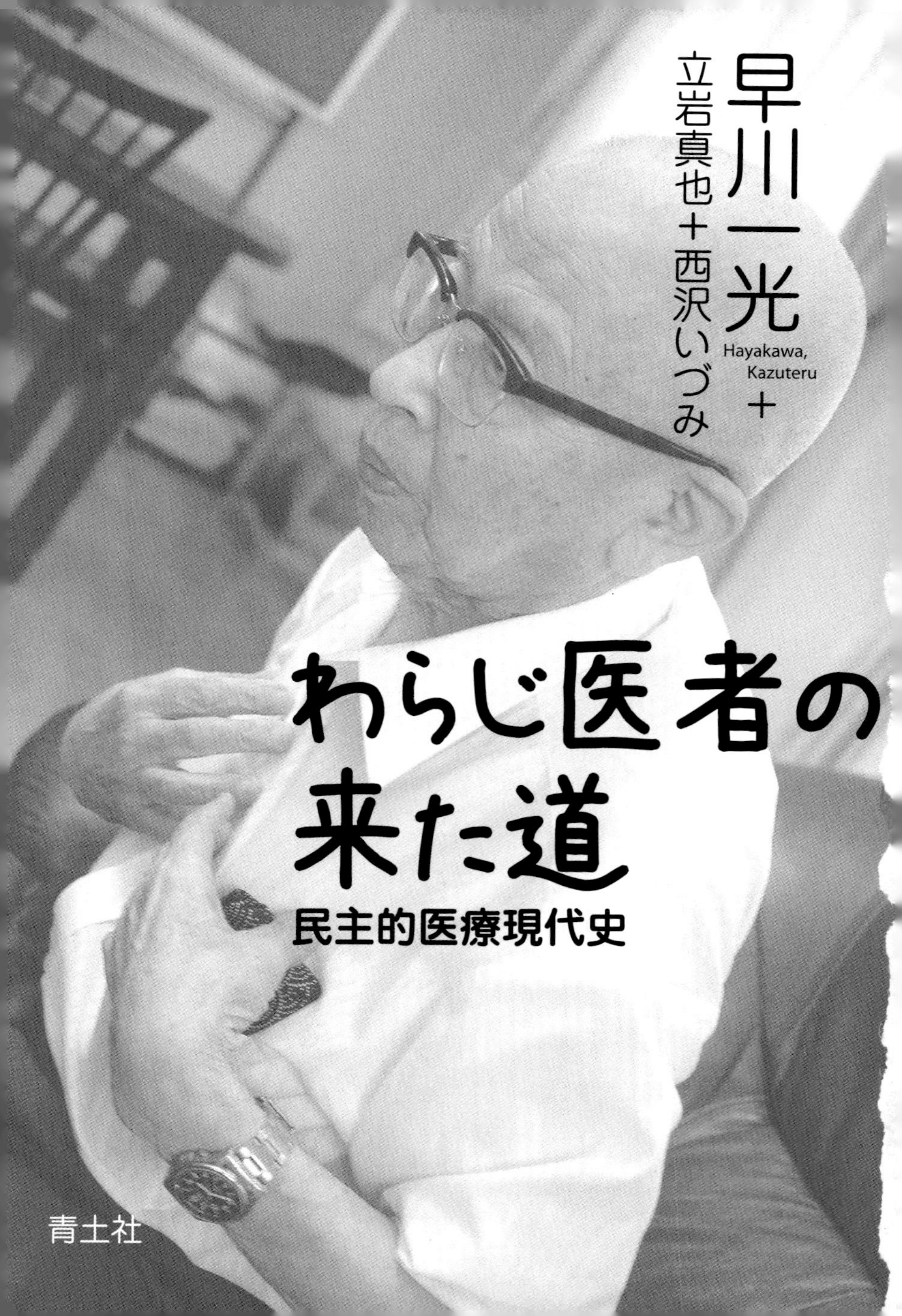

わらじ医者の来た道
民主的医療現代史

早川一光
Hayakawa,
Kazuteru
＋
立岩真也＋西沢いづみ

青土社

わらじ医者の来た道

目次

わらじ医者の来た道　民主的医療現代史

第１章
たどり来し道

早川一光

出前町医者誕生

私はあとを振り返らない。少なくとも今は……。

実はぼくは大正一二年一二月二六日生まれ。半分「猪《いのしし》」がかかっている。

「あと五日で二歳と呼ぶのはかわいそうよな」と親父《おやじ》が、大正一三年一月三日生まれと届けたと、よく笑って言った。

むかしは届け出た時が生年月日だというのだから随分いい加減なものだ。

だから猪《い》の気のあるネズミだ、向こう気の荒いチュウ公だ、チョロチョロしながらも根気よく壁に穴をあけ、うしろを見ない気質はこんなところから来てるのだろうか。

でも、このごろ、京都市上京区堀川通今出川上ルにある堀川病院の玄関を出る時、時々、振りあおいで、

「コレデヨカッタンダロウカナ」

とフト思う。

自分でも気がつかないうちに一生打ち込んでしまったこの病院に「想い」がないというのはうそになるが、院長・理事長を辞めてから八年……。院長も三代〜四代と若返って変

わっていった今、

「ままよ、どう変わったっていいさ」

と思うようになった。

そう思いつつ、ただ私の心配――心残り――は、四十数年間、私と共に歩んできてくれた西陣の地域のみなさんと病院・診療所の職員の人たちが「どのように老い、どのように死んでいくか」である。うしろを振り返っている暇は私にはない。

四三年前、戦争が終わってまもなく、食べるものもなく、着るに衣類なし、住むに家もなかったあの時、七・五・三のような乳のみごをかかえた三〇歳のオバチャンが、今は七三歳のおばあさんになっている。軍服のまま、命からがら戦地から引き揚げてきた四〇歳のおじさんが、八三歳のおじいさんになって家で寝たきりになっている。

自分は食べずに子供たちに食わしていた親たちが白髪・しわだらけの老人になって病院に来る。

始めから年寄りではなかった。

西陣織を織ることしか知らなかった西陣の人々。

糸繰りしか出来なかったおばさんたち。

なりふり構わず働き、子を育て、親を看《み》とってきた西陣の人たちが、今、だれにも看てもらえず、ひとり寝ている。今の日本をつくりあげた人々が……。

私は振り返ってはおられない。

志望は外科医

ぼくは学生時代から「医者になるなら外科！」と決めていた。

なぜなら、外科の思考ほどハッキリとしている手だて（学問）はない。

膿んだら、つぶせ。貯まったらぬけ。

腫れたら冷やせ。腐ったら切れ。

診断するのも自分、検査も自分。切るのも自分……。自分の診断が正しかったかどうかは開いてみれば五分後に目の下に出る。

こんな因果関係のハッキリしている学問は外科学しかない。

内科なんか、いつ治ったのかよく分からない。感冒（かぜ）に至っては薬が効いたのかどうかも定かでない。

産婦人科も、医者が居ても居なくても十月十日《とつきとうか》経ったら、正常分娩であれば無事出てくる。医者の手が不必要な時こそ、安産である。

昭和二三年、京都府立医科大学を卒業し、一年のインターンののち、当時の第一外科、望月成人門下に入った。

よき先輩たちに出会った。個人というより、医局のグループが「病人の立場に立とう」という気風が流れていた。

望月教授も、夜間緊急手術の時、どんなに遅くとも必ず自分の家に電話をさせ、よく歩いて手術場に出かけておいでになった。

きびしいことは少しもなかった。手術場でとまどっていると、黙ってスーッとのぞき込んで、ソッと手を貸して下さった。

強烈な思い出がある。

未熟な私が、手術中、思わず「しまった！」とつぶやいたら当時の萩原徹講師があとから私を呼んで、

「手術場で、『しまった！』と言ってはいけない！　腰椎麻酔の患者は、耳もきこえる、目もみえる、意識もしっかりしている。ただ、ひたすら私たちに身をまかしている。その耳の側で、病人に不安を起こすその一言、決して言うでない！」と。

でも、ごう慢だった私、「つい、言うてしまいます！」と反発したら、

「君、ドイツ語で言いたまえ！」

「ドイツ語で、何と言うんですか？」

「Schade！（残念！）と言え！」

「ウーン」

ありがたかった。ドイツ語を習ったのではない。病む人の心を慮《おも》う医師としての心構えを教わった。

戦後間もなし。いや、戦前から、医学教育には、そういう「教え」が流れていた。人間の生命をあずかる職業に就くには、まず儒教・宗教・哲学・社会学、そして文学・芸術も医の基礎として心得る必要があると分かった。

戦時下の教育

私たちの学生時代は、ほとんど戦時中である。中学の時から、ゲートルを脚に巻いて登校した。「ゲートル」と言ったって今の若い人たちには分かるまい。戦闘服である。

私の通った名古屋の東海中学にも陸軍中佐の配属将校が来ていた。一年先輩の上級生にも道で会っても、立ち止まって挙手の礼をしないとなぐられた。下級生にもそうだった。だから、下級生は、なかなか道が歩けなかった。

東海中学は、浄土宗（総本山・知恩院）の建てた宗教学校だから、まだ、軟らかかった。自由とゆるしの気風は残っていた。

当時、敵性語と言われた英語も、しっかりと教えて頂いた。

腹がへった。弁当が待ちくたびれた。

田原という若い英語の先生が、昼前の授業中、突然「Hangry is angry（腹がへったら、腹が立つ）」と叫んだ。

スキ腹を抱えて、みんな笑った。

あれで、英語が好きになった。言葉って、「言霊《ことだま》」なんだ。文法があって英語があるんではない。霊――こころ――が先なんだなと分かった。

成績のいい、頭の切れる同級生は、配属将校が魚の一本釣りのように「陸軍士官学校・海軍兵学校」に送りこんでいった。

中学二年で、陸軍幼年学校に進んでいった。

そして、みな、戦死した。

頭の中途半端な私だけが、生き残っている。

小学校は、愛知県知多半島の半農半漁の町「尾張横須賀」の尋常高等小学校である。こんもりと松林にかこまれた諏訪神社の横にあった。

もちろん、男女級は別々である。女は裁縫の時間があった。男はそんなこと、するものではないと言われ、「男子厨房に入るを禁ず」ときびしかった。

それが、この七一歳になる今も、私に残っている。教育って恐ろしいものだ。

よく同級生は、弟や妹をつれて学校へ来た。幼子が「兄《にい》！　ションベ」と言うと教室から連れて出て、便所をさせていた。今から思えば、兄は七歳か九歳だった人だ。

泣くと先生が「外に出ろ」と言った。勉強する暇もなかった。

それでも、成績のいい子がいた。医者の子で十分、時間のある私よりも出来る子がいた。

いつ、どこで勉強するのかと思った。

みんな出来なくても一芸に秀でたものを持っていた。そういう同級生もみな、戦争で死んだ。

住民の中へ

戦争が終わって今年で五〇年――。速くもあり、遅くもあり、苦しくもあり、楽しくもあり――。過ぎたものはすべて明けの明星のように消えていく。

ひとつひとつ、こうして取りあげていくと、ひと切れ、ひとこまに、それぞれ悲喜こもごもが握り飯のゴマのように、にぎり込まれている。

そう。思い出は、みな、虹。

しかし！　消え去らしてはいけないものがある！　それは、たくさんの同級生——人間——が戦争で死んだことだ。

半世紀前のあの戦争が聖戦だったのか侵略戦争であったのか。終戦なのか敗戦なのか。勝ったのか負けたのか。

そんなことは、後世の歴史家にまかせよう。

ちょうど、ひとりひとりの人生が、果たしてよかったか悪かったか、意義があったかなかったか、論じるようなものだ。

それよりも、敵国と言った国々の人々もふくめて、たくさんの、ほんとうにたくさんの人間が死ななくてもいいのに死んだということ、これは忘れてはなるまい。

顔も知らない、恨みつらみもない人間同士が殺しあったということだけは、反省としてきざみ込んでいこう。

もう二度と、どんな理由があるにせよ、殺しあうまいと——。

戦い止んで日が暮れて……。

八月一五日。ぼう然と立ちつくした人たち——。立っているだけでは食えない。何としてでも生きていくためには、何でもしなくてはならなかった。

落ちているものでも拾って食う。

藁《わら》をもつかむ思いで、西陣の人たちも織機を集めて織り始めた。

栄養失調、結核、急性伝染病、寄生虫……。日本全体が難民だった。

病気に苦しみ、医療に苦しみ、ついに西陣の町衆は、五円、一〇円とわずかなお金を出しあって、西陣織の工場の一角で「お金がなくてもかかれる診療所をつくろう」と、動き出した。集まったお金は、当時のお金で三万五〇〇〇円ほど。

「自分の体は、自分で守る。自分たちのくらしは自分たちで守る」と立ち上がった。

「どなたか医者を」と府立病院に訪ねておいでの時、たまたま私が「それでは――」と手をあげたのが運のつきだった。

それから半世紀近くのおつきあいが始まった。

メスを捨てた。

私は外科医である前に医師、医師である前に人間であった。

自治会活動

戦争中の医学教育は、早く軍医をつくることだった。

人を救う医学と共に、人を殺す軍事教育を受けた。

一時間前は、病気を治す術。一時間後は、銃剣で人間の胸を刺す術。

将校は、私たちにドナった。

「そんな刺し方で、人間が殺せるか！　左の胸をグッと刺して左にヒネるんだ！」と。

そして、戦争が終わったトタン、今までの価値判断のものさしが一変した。

当時、京都府立医科大学の三年生だった私は、受けたトマドイも大きかった。

アメリカの占領軍の持ち込んできた「民主主義」が目もくらむほど明るく新鮮に感じられた。「人民のための人民の手による人民の政治」

正しい！と思った。乾いた体に水を飲むように、ガブ飲みした。

すぐ、学生自治会をつくった。そして、学生は「自ら治める」自治運動に参加した。

教授会の公開！　教授の任命に学生も参加させよ！

授業料値上げ阻止！　結核患者に米と卵の増配を！

やることはいっぱいあった。

授業に出る暇もないほど、忙しかった。一日中、ほとんど、学生自治会の部屋にいた。同調する先輩・同輩の人たちに守られながら、運動に専念した。

「学生自ら治め、学ぶ」と主張しながら、何のことはない、授業に出ないのは自治会役員の私だった。

今から考えれば恥ずかしいことだが、自ら学業を放り出す形となった。

しかし、授業料値上げ阻止も、実は理屈でなくて、実際に値上げされたら、親を失い、親の仕送りが絶えた友達がいっぱいいて、勉強が続けられなくなるからだった。

「見捨てられるか!」というのが先だった。結核で寝たきりの患者さんに、せめて、卵か増配のお米を!

というのは、困った人、弱った人を「何とか」という一念だった。

やっぱり、私は猪のかかったネズミ年だった。

うろちょろと走り回っている間に、いろんな人様との出会いを頂いた。

支持して下さる先輩、注意してくれる同輩、社会医学を教えて下さった大先輩……。

そういう中で、今の家内に出会った。旧満州の新京（長春）の錦ケ丘高等女学校から引き揚げ後、西宮市立女学校へ転校していた娘さんだった。小柄で目の丸い二重まぶたの娘だった。

仲人は〝運動〟

この娘さんは、病院食についてきたウジが食っていた穴だらけになっている干しガレイを手に持って、

「こんなものを病人さんに食べさすのですか！」

と院長に言っていた。

このころの入院患者の給食は極端に悪く、病院の給食部に出かけていっては「結核患者の特配の米や卵の横ながしはないか」と言う運動に参加していた。小柄のくせに堂々として落ち着いた娘さんだった。

私の方は、シャープ税制という戦後のきびしい税金で、子供の三輪車まで差し押さえられていく西陣の商店街の中に出かけていった。

そして、税務署の車の前に横になって「出るのなら、ひいていけ！」と叫んでいた。

こんな運動の中で、二人は結ばれていった。

私たちの縁は「運動」であった。

私の保証人を引き受けて下さっていた京都府立医科大学の産婦人科の山田一夫教授は、私の父を呼んで、

「息子を一人失ったと思ってくれ」と言ったという。そのことを、父は私に一言も話さなかった。ただ、じっと、ぼくを見つめていてくれていた。

一番、心を痛めたのは、おふくろだった。私のインターン生の時、突然、脳出血を起こして倒れ、すぐ意識を失った。

そして三日目に息をひきとった。

私は知らせを受けて急いで家に帰ったが、父はつめたくなった母の枕元で私に、

「最後まで、指で『カズチャン、カズチャン』と書いていたぞ」と涙を流して言った。

私は母を見つめて一滴の涙も出さずに言った。

「もう三年生きていたら、革命が起きていたのに……」と。

今、考えても、恥ずかしくて全身から汗が出る思いである。

父は、しかりはしなかった。何か、分かってくれる部分、その何かがあったように思う。

それは「息子のやろうとしていることは間違ってはいない」という大きな理解でもあった。

兄も何も言わなかった。ただ、医師国家試験の問題集を用意して、夏休み中、つききり

で、手ほどきしてくれた。

出題傾向を調べ、「これだけは」という基礎問題を教えてくれた。

この兄の予想は、六〇パーセント、ピタリと当たった。

これで、私は、国家試験を通った。翌年の昭和二五年八月二六日、京都府立医科大学の学友会館で結婚式を挙げた。

スクラム

八人の学生が京都府立医科大学から放学処分を受けた。私たちといっしょに大学の民主化運動をやってきた後輩であった。昭和二三年のことだった。

理由は「教授会を開放、傍聴させろ、と押しかけて、戸を開けてナダレ込んだ」と言う。

私たち先輩は、すぐ復学運動を展開した。「判断誤認」をタテに裁判に持ち込んで闘った。

この裁判は長引くと見て、学生たちの身柄をあずかると同時に、勉強を遅れさせまいと勉強会を始めた。その生活も支えるために、昭和二五年に、住民がお金を出してつくってくれた白峯診療所の臨床検査をたのみ、闘いつつ、くらしつつ、学びつつの生活を開始した。

八年かかった。そのうしろに教授・先輩の目に見えないかくれた応援があった。

第一外科の望月成人教授、付属女子専門部耳鼻科の竹沢徳敬教授は、己の身分をかけて教授会で学生をかばって下さった。竹沢先生はそのために、教授職を懲戒免職させられた。かく言う私も、外科医局を二年で追われた。

望月教授は私を教授室に呼んで言った。

「すまんが身を引いてくれ。そうでないと教室に研究費が出ないんだ」と。

私は、医局を出た。そして住民の中に入っていって診療所長を引き受けた。

さて、それでは「わらじ医者の女房」のつぶやきを聞いてほしい。

◇

「ご飯ができましたヨ。どうぞ」。みそ汁をこぼしている末っ子の世話をしながら書斎で勉強しているM君に声をかけた。「座っていても、腹だけはへりますなあ」。M君はうれしそうに、食卓に座り、子供たちと昼ご飯を食べ出した。

M君がわが家に来て、かれこれ半年。医大を放学されて、一時どうなるかと思ったが、先輩、友人などと共にねばり強い復学運動を重ね、とにかく医師国家試験までこぎつけた。

しかし、試験に合格しないと、復学運動も台無し。なにはともあれ合格してほしい。あの復学運動に参加した私たちの共通の熱い思いだった。

三人の子育て真っ最中の私にできることは、一室を提供して、食事、洗濯など、身の回りの世話を引き受けるぐらい。お兄さんのような彼を、受験を控える息子を持つ母親のような気持ちで一生懸命だった。

彼も、小さい子が三人もいるややこしい中、よく頑張ってくれた。

そして、見事に突破した。彼の名前を新聞紙上で見た時の感激は、母親の喜びそのものだった。

彼は、やがて良き伴りょを見つけ、出ていった。うれしいような、寂しいような気がした。私たちは喜んで仲人を引き受けた。

伝染病との闘い

私は京都府立医科大学の外科学教室から放り出された。

いや、今は当時の望月成人教授が私をソーッと下野させたのではないかと思っている。

その後、望月教授は学長となり、すぐ八人の放学学生を復学させている。

すばらしい手の早さであった。そして、

「大学は医学生を立派に育てる責任がある。学生に学問の道を閉じるのは教育機関である大学のやることでない」と言明した。

下野――。いい言葉である。野に下るということは町衆の中に入り込むということだ。町衆のくらしの中に医療を見いだすということだ。

「えらそうに文句を言い、理くつを言うのなら、君、やってみい。住民の立場に立つ医療をやってみせろ」と言う教授の声が今も聞こえてくるような気がする。

今に見てろ、私でないとできない医療を！とひそかに誓った。

メスを捨てきれない私は、京都市上京区油小路通今出川上ルにあった野戦病院のような白峯診療所の空き室に、プラカードを天井にして手術台を入れた。

ちょっとでも手術がしたかった。

八百屋のように、来る病人を診察しながら、だれか切る人はいないかと待ちかまえた、あの当時、盲腸炎が多かった。腹痛を訴える患者の六割は、虫垂炎だった。

ちょっと難しいなと思う病気は、すぐ大学の先輩に連絡した。すぐ飛んできて、手術に立ち会って下さった。

京都大学医学部からも若手の先生がやって来た。呼吸器専門の長身・白面の青年医師だった。あとで分かったことは、その人は中国の作家・郭沫若の甥ごさんだった。今も健在で活躍している。

結核が多かった。子供の伝染病が多かった。ハシカ、赤痢、疫痢、百日咳、ジフテリア、日本脳炎、小児麻痺……。アッという間に青年が血を吐いて死んだ。一昨日まで走っていた子供が冷たくなっていた。

とくに小児の病気は心許せなかった。私の浅い未経験の力量では遠く及ばなかった。

ありがたいことには、あの有名な松田道雄先生が「手伝うよ」と週一回は診断のつかない子供を診に汚い診療所に来て下さった。

赤ん坊の立場で子供を診るという「私は赤ちゃん」の医療観は、私に大きな影響を与えた。「その人の立場に立って医療をする」ことが最高の医療だと分かった。

私は、すすんで八百屋医者になろうと心に決めた。

往診医療

「レントゲン写真を一枚、撮るわな」

と何げなく私が患者さんにひとこと。

「えっ?! ハアー! ま、今日はせきもの（急がれている仕事）がありますさかい、明日でもきますワ」と、西陣のおっちゃん。

「あ、そうか。来なあかんぞ、胸に音が聞こえるさかい」

愛知県出身の私も、学生時代からあわすと一〇年の月日。京都弁もスラスラ出るようになった。

翌日、来るかなと思って待っていても一向来ない。「あれ？ あの人、放っておいたら子供にうつる。何とか」と心配になって、午後、出かけて診にいく。

案の定、ろーじの中のろーじ……。格子戸を手と足で開いて中に押し入ると、ハシリの奥の土間で、体を半分、土の中に入れて、西陣織を織っている。そのおっちゃんを上からのぞき込んで、

「来なアカンがな！」と言うと、

「分かってマス、オヤジもそうでしたし……。でも、織らんと食っていけませんがナ。レントゲン撮ろうと撮ろまいと、ワテらには関係おへん」

と、私を振り向きもせずに、ポツンと言う。

来いと言って来る人は心配なし。来ない人、いや、来れない人が大事だと分かった。よし！ 徹底的に中断点検の医療をしよう。そのためには、出かけて出向いて診にいこうと

覚悟した。

断られた所から医療を始める。これが、私の医療の柱になった。

八百屋医者から出前医者へ。これが町衆のお金でつくられた診療所の医療だった。

待つ医療でなくて、出かける医療を、町衆が待っていた。

八百屋の出前医者になるのを心配した親父《おやじ》が、京都府立医科大学の病理学教室を訪ね、「子供に研究させて頂きたい」と頼んだようだった。

荒木正哉教授も島田信男講師も「来なさい。指導しよう」と言って下さった。

ありがたいことだった。診療のスキマをぬすんで病理学教室に通った。

まず、電子顕微鏡の材料づくりに「ガラスの切片をつくる技術を覚えろ」と言われたが、不器用な私には、ろくな材料はつくれなかった。

そのうちに、京都市上京区から市会議員に立つようにとのさそいがあった。両方ともいやだったが、ガラスづくりの方がもっとイヤだった。

私は、立候補の方を選んだ。

やっぱりぼくは猪《い》の年だった。

市会議員へ

またもや、ここで、親父《おやじ》の期待を裏切った。ジーッと机の上で考えるより、私は、体のほうが先に動いた。

京都府立医科大学の病理学教室に通う足をとめて、昭和三四年春、京都市会議員の選挙トラックに乗った。

白衣姿で、聴診器を持って、乗った。

末っ子の人見知りの、人の前でものも言えなかった私が、ものに取りつかれたように、トラックの上から語りかけた。

「あのなあー、政治というものはなアー、議員がするものとちがうやんか！　政治の主人公は国民、京都市政のにない手は市民やんか！」

「議員は市民みんなの丁稚《でっち》や。みんながええということは、ぼくが市会でええと言うてくる。アカンと言うなら、アカンと言うて来る。必ず相談するさかい、市政協議会でもつくって審議してくれよ」

「わしを二階にあげてハシゴをとるようなことはせんといて！　わしがアカなんだら、

すぐ帰れと言え！　すぐやめて帰ってくる」と言うて回った。ホントにそう思った。「ワシニ一票入レタ限リハ、責任ヲモッテワシヲ見張レ」という思いだった。

この考え方が、あとになってモメる元になった。党中に党をつくる、党派性がない、大衆追従主義だと激しく言われた。「党は大衆を指導するものだ」と党は言うが、ぼくは、党は前衛であって闘いの一番つらい所を本隊（住民）を守るために奮闘するのが任務と今も考えている。大衆が党の母だと思う。この考えを貫いた。上京区で、群を抜いてトップ当選した。当選祝いの時に親父が愛知県から出てきて、

「困ったものだ」

と、みんなの前で言った。私も、

「困ったなア」

と、半分は確信を持ち、半分は不安になった。

市会議員の四年間は、むしろ針の上に座らされる思いだった。かけひきのために、なかなか、時間通りに開かれない本会議に、半日も禁足されることもたびたびだった。

私は、議会の図書室で本を読んでいた。

時々、窓から外を眺めて「こんなに時間があるんだったら、一軒でも往診に行くんだがなアー」と空をあおいだ。

やっぱり私はオリに入れられた猪《いのしし》だった。

市会の思い出

たった一つだけ、四年間の議員活動の中で、私のヒソカニ誇りに思っていることがある。それは「小児麻痺の対策に、ぜひ生ワクチンを京都市が全国に先がけて使うべきだ」と市会本会議で演説提案したことだった。

それまでは、死滅ワクチンが使われていたが、大流行は抑えられなかった。

弱毒ビールスの生ワクチンは当時、ソビエト開発のものしかなかった。

東西対立の激しいさ中、ソ連からの取引もきびしく取り締まられていて、それは手に入らない品だった。

弱毒とはいえ、生きたビールスを子供に飲ます、もし逆に死亡者が出たら？との思いで厚生省もなかなか踏み切れなかった。

京都のお母さんたちに訴えて、その危険はないことを地域を回って運動を起こした。

数万の署名と共に、私は本会議で市長質問を行った。

日ソ友好協会から頂いた見本をガラスのうつわに入れ、一方、旧来の注射のワクチンを並べ、本会議場演壇に白い模造紙をはり、小児麻痺の発生・感染・免疫のつくりまで説明した。

まさに、医療懇談会、いや、医学会のようになってしまった。

当時、左右党派がはげしく対立し、反対党の質問時には、他の党は、ひとり、ふたりと退席し、定員が満たずに、本会議不成立のことがよくあった。

その時も、私が演壇に立つと同時にザワザワと人数が減った。

それでも構わず、生ワクチンの効力を図を書きながら訴えた。

突然、保守派と言われる席から一人、急に立ち上がって、

「議長！」と叫んだ。

「あー、また、発言の妨害かァー」と思ったトタン、「こんないい話、みんなに聞かすべきだ。議長！　すぐ議員室にいる議員に席に戻るように伝えてほしい」と。

私は耳を疑った。

議長は、すぐ市会事務局のお方に、そのように指示した。

全国の母親たちの力もあって、当時の厚相古井喜実さんが緊急輸入に踏み切ってくれた。盛夏が終わらないうちに、小児麻痺の流行が火の消えるように終わった。

昭和三六年のことだった。

私は子を思う母親の力のスバラシサを学んだ。この古井元厚相も今月〔一九九五年二月〕三日、亡くなられたと新聞にのっていた。お年九二歳。

ある保守派の議員から「早川さんが勝ったネ」と言われたが「勝ち負けの問題ではありませんね。まして子供のいのちはなおさらです」と答えてみた。

貧乏世帯

私が、医療運動をやり始めたトタン、ハタと家からの仕送りが絶えた。援助が切れた。親父《おやじ》の考えはハッキリしていた。「研究・勉強するのなら保障する。自分の好き勝手の医の道を行くのなら、自分の力でやれ」という、明治の人の人生哲学だった。

私もそのつもり、覚悟はしていた。

ぬくぬくと育った私、貧乏のつらさは、生来、身におぼえはない。

しかし、不思議なことに、何も食べるものにことかくようになっても悲壮感は少しもなかった。

当時、みんなが貧乏、とくに私と運動を共にしてくれた人たちは、みな、何も持たない人ばかりだったから、ちっとも苦にならなかった。

それに、やっぱり、ぼくは「ボンボン」やった。本当の貧乏のつらさは知らなかったんだ。

だれかが、どこからか、何かをもってきてくれるという安堵感が消えなかった。

この、私の心をして物恋しくさせない育ち、これが幸いだった。

それに、もう文句も言わずについてきてくれる伴りょがいた。

このつれあいのつぶやきも聞いてほしい。

◇

「おーい、置いとくぞ」

もうもうと立ち込める男湯の中から夫の声。せっけんがあいたらしい。「はーい」。私は返事をしながら、男湯と女湯の境の壁が少し低くなっている所へ取りにいく。今もあるが、下宿近くの寺町通今出川上ルのおふろ屋さんへ、それでも三日目か四日目には入りにいくことができた。

ふろ屋の「男湯」、「女湯」の暖簾《のれん》をそれぞれくぐる時、「せっけんあいたら言ってね」と一つしかないせっけんを夫に渡しながら言う。

泡立ちの悪いせっけんだったけど、私たちにとっては、貴重なせっけんだった。とても大切に使っていた。芯からあたたまって外に出ると、寒月が白くはりついていた。人通りのない暗い歩道を歩きながらの帰り道、下駄《げた》の先で何かをけった。大きな感じ。それも一つではない。びっくりして拾ってみると、誰かが落とした真っ赤なリンゴだった。間隔を置いて四つほど落ちていた。夫は思わず拾って、ズボンでキュッキュッとふいてかじった。私もまねしてかじった。ふろ上がりの喉に甘酸っぱい汁が広がった。心底おいしいと思った。

閉まりかけていた炭屋さんで、新聞紙の上に乗せてある炭を一盛り買って帰った。

路地から路地へ

白峯診療所が、京都市上京区で始まって五年。夜な夜な西陣の路地の中に出かけていき、お世話して下さる役員さんのお家を借り、「医療懇談会」のちょうちんをさげ、手には幻灯機とスライドを持ち、みなさんの集まるのを待った。

織り屋さんが仕事を終えるのが大体、午後八時。「それでは」の地域世話人さんの言葉を皮切りに、

「なあー、みなさん、赤痢菌ってなアー、ホレ、そら、こんな！　一匹が二匹、二匹が四匹、四匹が八匹、八が一六、一六が三二……。かくのごとく一晩でだれの目にも見えるような水滴になーる！」と、シャーレ（ガラス器）の培養菌をのぞかせる。

何のことはない。大道香具師《やし》のガマの油売りのようなものだ。子供も眠い目をこすりながら前の方でジーッと見つめる。

語るぼくもこうなると乗りに乗って、

「あけてビックリ、見てビックリ。驚くばかりが能でない……。こんな恐ろしいバイキンも、流れる水で手を洗い、共同便所に網を張り、洗濯水は吸い門（昔は穴を掘って汚水を流した）に入れずに表の下水に流ーす。いいですか、お立ち会い」となる。

実は、今の私の講演の口調もその展開も、この流れに変わりはない。

出前・八百屋の医師どころか、香具師になってしまったのだ。

私の語りの先生は、診療所近くの紙芝居屋・福西夫妻である。

こんな中から「共同炊事場から、表へ排水溝をつくってもらおう」と住民の人たちと署名運動をしながら保健所にお願いに行った。

「予算がない」、「できない」と断られながら、やり出したら一歩も引かない猪《いのしし》のような連中ばかりだった。下がらないんではない、下がれないんだ。病気、とくに伝染病は待ったなしだった。

当時、西陣の正親学区、出水学区は千本通の方が土地が高いせいか、ちょっと雨が降ると、よく水につかった。「それで出水学区と言うのか？」と思いながら、飛んでいって水害救援対策に走った。

しまいには京北町周山、井手町の水害と、京都府下も駆け回った。そして、こわされてもつぶされても、また生えのぼってくる町衆のたくましさと気概を学んだ。

こんな中から、たくさんの町衆と知り合った。今もぼくの知り合いのほとんどは、この路地の中の人たちだ。この人たちが、今も堀川病院と三カ所の診療所を下から支えている。この人たちこそ、世の中を変える力を持つ人々だと信じた。

今もその考えに変わりはない。

病院建設

「ひとりぐらし」のおばあさんがいた。

私が往診に行く日は、寝床から起きて長火鉢の横にチョンと座って待っていた。神社の前の狛犬《こまいぬ》のように座っていた。名は山本こま。七五歳。着物を着かえて座るたたずまいはこの人の「たどり来し道」を示していた。

「おいでやす。ごくろうさんどすなァー」と丸い鼻を一層丸めてうれしそうに笑った。ひときわ、狛に似た姿になった。

「センセ、病院をつくらはるそうどすなァー」

「うん！　だんだん重い病人も増えてな。よその病院に送られん人もいてな」

「そりゃそうどすわなァ。みんな診療所のみなさんに最後まで診てほしゅうおすわ。それでどうして病院お建てやす？」

「お金もないしな。銀行もどこも貸してくれへんし。地域のみなさんに、また出資、募金してもろうてな……」

「ワテもさしておくれやす……」

「おばあちゃんはそんなこと、心配せんでええ。寝てたらええんや！」

「そやかて……。なんぼくらいしまひょ？」

「おばあちゃんはひとりぐらしやさかい、ものいりも多いし、まあ、このぐらいでも」

と言って私は指を二本、こまさんの鼻の前に出した。二〇〇円。こまばあさんは生活保護をもらっているのをぼくは知っていた。

そしたら、こまさんがケラケラと笑って言った。「センセ、そんなもんで病院建ちますかいな。アホな！　こんど来はる時までに用意しときますわ」

そんなこと、次の往診日にはすっかり忘れていた私に、長火鉢の上の新聞紙にくるんだものを指さして、「これ、お使いやす！」。開いてみたら三〇万円入っていた。

「何や⁈　これ⁈」。「それどすか？　ワテの葬式代。ワテ、ひとりぐらしやさかい、いつ冷とうなってるか分かりませんでっしゃろ？　ご近所に迷惑をおかけしますさかい……」

「うーん……」と私は、絶句した。「これを借りたら……、これを使ったら……、もうおれは、最後まで診んならん‼」と。

でも、どうしても病院がつくりたかった。西陣に働く人たちにとっても、必要だった。

「よし！　おばあさん、もらうで！　借りる！」と私は新聞紙を握りしめた。

こまばあさんは、新しく建った堀川病院で息を引きとった。もちろん、私が主治医。

「センセ、病院は外からの力ではつぶれまへんで……。つぶれるんやったら内からどっせ」と何気なくつぶやいたこまさんの声が今もハッキリ頭に残っている。

土着の医療

「医療は住民の生活の中にある。ねえ君、そうだろ」と、この炎の人、竹沢徳敬初代堀川病院長。「そう、その通り、先生！　医療は土着しなくっちゃねぇ」とぼく。

私は「この人」と、京都・西陣で「くらしの医療」を実践すべく固くコンビを組んで運動してきた。

敬けんなクリスチャン。しかも、それは闘うクリスチャンだった。痛めつけられている人を見ると黙っておれない燃える人柄だった。

「でもね、先生。西陣のおばあさんに、あんなひとこと言ってはいけませんなァー」

「え？　何かボク、言うたかな？」

「言わはりましたがな。耳鼻科受診に来たおばあさんが、『病気は何でっしゃろ？』と聞いたらセンセ、『あんたが病名知って、どうするんや。黙ってしばらく通ったらええんや』と言わはったでしょ？」

「そんなこと、言ったかな?!」

「おばあさんが『ほんじゃ、こんどいつ来たらよろしゅうおすやろ』と問うたら『来たかったら来たらいい』とおっしゃったでしょう？　すぐあとから、おばあさんが私の診察場に来て『早川ハン、院長さん、こんなこと言わはりましたわ。ヒドイ先生！』って言ってましたよ」

「うーん、そうか！　スマン！　それで、君、どう言ってくれた？」

「副院長のぼくは院長先生を守る仕事。院長に傷つけては断じていけない！と思いましたので、『おばあさん！　あんた、耳が遠いんとちがうケ？　院長先生はな、『来たかったら来たらええ』と言わはったんとちがうんや。『いたかったら、きたらええ』と言わはったんや。それを、おばあさんが、きといと聞きちがえたんや。そしたら、おばあちゃん、『ア、そうどしたか、ワテの聞きまちがいどしたな』と、うなずいて帰らはった。ホッと胸をなでおろしましたよ」

「スマン！　明治生まれの医者は、つい、言うてしまうんだ。でもな、君。ぼくがやろうと思っても自分ができんことを君たちがやっているからこそ、こうして応援に来てるんや」

「分かってマス。先生はぼくたちのできないことをやってはります。今のままの院長先生で結構です」

この人は次の一文を死の直前残して、私たちの病院でなくなった。

堀川病院全職員の皆方へ
さようなら諸君。25年を一緒に楽しく苦しく誇らしく、また美しく生活した。思わぬ場所で思わぬ日、時間に私は感激と主の喜びの中で召されます。
アーメン。
昭和58年7月27日

思い出の人々

学生の時から、下宿先を転々と換えたことがない。京都府立医科大学予科時代は、京都市北区千本通北大路の紙屋川のほとりの衣笠東開キ町の岡本方。大学は上京区河原町通広小路上ル九軒町白梅図子の増田方に世話になった。

開キ町というが何も開いていない土手が広がって右大文字が目の前に見えた。

衣笠の地の人たちは「学生さん、学生さん」と大事にして下さった。戦争が激しくなって、だんだん食べものがなくなっていったが畑で芋がとれたと言ってはフカシをくれた。

それでも腹が減ると、京都にいる中学の同級生や予科の仲間を集めてはハンゴウのフタで生米をいってかじった。

「エビ拾ってこうか?」と言っては千北の市電停留所で乗客の捨てた腰の曲がったたばこを釘をつけた竹の先で突いてかついで帰った。

下宿先でホグして字引の紙でツバつけて巻いて、一本を分けて吸うた。

不思議に今も心の通う友人として、そのご家族ともども、その絆が切れない。

あれはたばこを吸うたのでなかった! 心に火をともして互いに暖まったのだった。

猪《い》の豚のように一カ所にじっと座り込むと、いろんなお方と知り合った。

まんじゅう屋さんの松本さん、北川さん、写真屋の岡本さん、お茶の加納さん、古本屋の藤原さん、時計屋の川村さん、岸本さん、フスマの遠藤さん、食堂の福助さん……。つつがなきや、輩《ともがら》。

老いてもいい、寝たきりになったっていい。胸を張って生きてきたことに誇りを持って下さったら、それでいい。

たとえ死んだっていい。家族や仲間に、惜しまれて息を引きとってくれたら、それでまたいい。

そうだ。玉川雄二さん。この人も忘れられない人の一人だ。白峯診療所を共につくった人。東京の東芝の研究室にいて追い出され、退職金にブラウン管一本持って京都に帰った人。小柄で、いつも肩で息をしながらも次々と新しい思いつきを出してくれた人。初代の事務長を引き受けてくれたが、この人に、「どうしても、西陣の結核の患者さんにストレプトマイシンがほしい！」と言ったら、「これ、売ろ！」と、ブラウン管を持ち出した。なんぼなんでもと立ちすくむぼくに、「これでも高こう買ってくれる人いるゾ」とマジメな顔して言う。

とうとう売れなかったそのブラウン管を彼の結婚披露宴に持ち出して、「ありがとう。君のあの心を、今ここでお返しする」と手渡した。

私は、最初に井戸を掘った人のことをいつまでも忘れない。

両親のこと①

「澄子ぉー、巨人《なおひと》ぉー、一光ぅー」。裏の離れから、親父の呼ぶ声が聞こえる。私たち姉弟《きょうだい》は、一瞬顔を見合わせて首をスクめる。

再び、「澄子ぉー、巨人ぉー……」の声に三人は「ジャンケン、ジャンケン」と手を振る。

ジャンケンして負けたものが親父のところに行く。

いつの間にか、こんな習慣ができてしまった。親父につかまったが最後、抜けられないのだ。その話が長くて、理屈っぽくて……。

「おい！　杏林って知ってるか？　杏林……。杏林ってなァ、昔、中国に董奉《とうほう》という偉い医者がいた。名医と評判が高く、みんなに敬われていた。ある時、貧乏なお百姓が、『センセ、助けていただいてうれしいが治療費がない。申しわけない』と言った。『いや、そんなことは心配しないでいい。もし、気がすまないのなら、杏《あんず》の木を一本、庭に植えてくれたらそれでいい』と、その医者は笑って言った。貧乏なものみんなが一本の杏を植えた。やがて、数年にして、その医者の家の周りは杏の林にうまったと言う。どうだ‼」

顔を紅潮させて、こう語る親父は、実は自分にも言いきかせているようで、迫力があった。

杏林の語りは、もう何べんも聞かされて、私は耳にタコ！

でも、私も、いつも初めて聞くような顔をして、うなずいて聞いた。

「カズチャンは、聞き上手だ」と、姉が、難を逃れてホッとしたのか、やたらに私を褒めた。私も褒められて、いい気になって進んで親父の犠牲になった。

これが、後の私に役立った。

「おい！　カズテル！　庭におりて蟻を一匹、親指と人指し指の間につかんで持ってこい。そしてな、白い紙の上に落とせ。この蟻がな、つぶれたり、ケガをした時は、人様を診るでないぞ。この蟻が、スルスルと何ともなく、逃げていった時は診察してよろしい！」

「ナニヲ、ソンナクダランコト」と、聞き流していたが、やがて私も人様の命をあずかるようになって、初めて、その親父が言わんとしたことが、しみじみと身にしみてくる。

五〇年前にわき腹に打ち込まれたボディーブローのように、ジワジワと効いてくる。

患者さんに対する時の医者の心構えと医師になるのなら、そのぐらいの修行が一生、いるんだとの声が、今も私の耳に響いてくる。

両親のこと②

親父《おやじ》はめったに往診をことわらなかった。

真夜中に目をさますと、親父の寝床が空のことがよくあった。

おふくろの床も空。

そういえば、はるか一階の表の戸がドンドンと叩かれていたような気がする。

小児科専門――子供医者――の父は、子供の急病にはとくに敏感だった。腸閉塞、腸捻転、ジフテリア、肺炎……。

一瞬の油断が、赤ん坊の、また子供の命を左右することをよく知っていたようだった。

父の診察室は、禅寺の修行堂のようなキビシサで張りつめていたことを、子供心に感じていた。

薬局を手伝っている母親に会いに、ソーッと診察室の戸をあけると、父親の真剣な眼《まな》ざしに立ちすくんだ。

「来るな！」、「通るな！」と、その目は叫んでいた。ひとつには、集中している自分の心を一刻も乱されたくないという気持ちと、麻疹《はしか》、赤痢、腸チフス、猩紅熱《しょうこうねつ》などの伝染病の子供もいっぱいいて、自分の子供を近づけたくなかったのでは、と我も孫を持つ身の今になって分かるような気がする。

親父は、朝八時から始めた診察の途中、一〇時ごろに「茶水《さーすい》」と中国語で言って茶の間に現れ、おふくろのたてる一服の抹茶に心をとりなおし、再び、戦場のような診察室に消えていった。

まさに、それは「一服」の休みであったし、その姿は一幅の絵でもあった。

ほのかな、おふくろの話によれば、親父の家は貧乏百姓で、子供を医者にするような家ではなかった。

ただ、親父は小学校の時から勉強が好きだったようだ。あまりものを言わずに、シャンと姿勢を正して学校に通ったという。

小学校の先生も、中学校へ行くように勧めた。

難関中の難関校だった愛知県立の第一中学に合格して名古屋に出た。家計に困って、田畑を売ったという。おばあさんという人が偉かったようだ。

それに応えて親父も励みに励んだ。

中学を終え、大学へと進みたかったらしいが、家計が許さず、名古屋医学専門学校に進み、さらに京都市左京区で夜間開業しつつ、京都大学の医学部の小児科で研究生活を送ったという。

亡くなる数年前まで、時々、京都の私の家を訪ねては、丸太町通東大路東入ルの南側の路地を眺め、「ここだ、ここだ」と指さしていたことを今もハッキリと覚えている。

一番、充実し、しかも苦労した時が、いつまでもなつかしかったようだ。

両親のこと③

名古屋に出て、なお百日咳の研究をしようとした親父を、半農半漁の古里・尾張横須賀に止めさせたのは、村の人々だった。

「せっかく、村から初めて出た小児科医、村の子供のために居残るよう」再三、説き伏せに来たようだった。村人の署名を集めて頼まれた親父、「いや」とは言えず、腹をすえて医療することを覚悟したようだ。

親父をして、この田舎に土着させた力は村の人々の心だった。

親父は、寺の本堂のような大きな畳じきの待合室をつくった。

子供をオンブしてきた母親が、楽に子供を下におろして寝かせられるようにと心を配ったようだ。待合室の正面には「施不念──施して念《おも》わず──」の大額をかけた。禅寺の和尚の筆とのことだった。

大火鉢を真ん中にすえ、朝六時ごろから、赤々と炭火をおこして患児と、その親を待った。その火鉢には押し止めた村の人々の署名がきざみ込まれていた。

診療一途の親父を、うしろからゴールキーパーのようにジーッと支えていたのは、小柄だったがガッシリとした体の母親だった。

旧満州・奉天（瀋陽）時代は、胸を病み、骨と皮だったようだが、内地に帰ってからのおふくろは、元気によく太った。

知多半島の先端の豊浜町のつくり酒屋の長女。ゆで上がったカニの甲らに、冷や酒を入れて、チューと舌つづみを打っていたあの音が今も私の耳に残っている。おとなしそうだったが、実は意外に頑としてきかない一徹なところがあった。

よく親父とおふくろはケンカしていた。何が原因なのか子供には分からなかったが、激しいヤリトリに、その嵐がやむのをジッと待ったものだった。

「似たもの夫婦」というが、それはウソ。似てないもの同士がそれとなく引かれてつれそうものだ。それでワンセット。

「一枝！　一枝!!」と大きな声でドナっていた親父の声が、晩年になると「一枝、一枝」と、おふくろを捜す声に変わっていったのが妙だった。まさに、それは妙。この親父のたどった道を、まさにその通りを、いま、私が通っている。「ゆき！　ゆき!!」と声を荒げて家内を怒鳴り、末っ子の二男から「マタ、ヤッテル。イイカゲンニセイ」と言われていた私が、いつの間にか、「ゆき」を捜している自分に気づく。

私も母と父の年齢を音もなく越していく。

両親のこと④

「カズ坊ー、風呂へ入るぞォー」

よく親父は妙にぼくをフロにさそった。サッサとハダカになり、シャーシャーとかけ湯をしてドンブリと一気に湯につかる。湯気といっしょに親父のハダの脂のにおいが消毒液の香りと入りまじって立ちのぼる。診察場そのものが、フロ場に移ってきたようだった。

ぼくは、いつの間にか、その香りに馴じんで、育った。

「なあ、カズテル。万物は流転する。常なるものはひとつもない。森羅万象、すべて同じ。宇宙もまた然り！」

また、また、フロ場でも語りが始まる。

「おい！　背中を洗ってくれ！」と、親父は私に背を向ける。広い広い大きな背だった。手ぬぐいにせっけんをたっぷりつけて、力いっぱいゴシゴシと肌が赤くなるほどコスらないと気に入らなかった。

そして、〽祇園精舎の鐘の声、諸行無常の響きあり。沙羅双樹の花の色、盛者必衰のことわりをあらはす。おごれる人も久しからず、只《ただ》春の夜の夢のごとし。たけき者も遂《つい》にはほろびぬ、偏《ひとえ》に風の前の塵《ちり》に同じ……と目をつぶって読経のように声をあげた。

おそらく、この世に生を受けて一〜二年で急に病で息を引きとっていく患児に向かってのとむらいのようなツブヤキであった。

私は、実はフロの中で、「命のはかなさ」を教わった。

気をとりなおしたように親父は、エコーの効く湯船の中で、〽嗚呼《ああ》玉杯に花うけて、緑酒に月の影やどし、治安の夢に耽《ふけ》りたる、栄華の巷《ちまた》低く見て……と、天井を仰いで歌った。

学、半ばにして野に下り、自ら泥の中をハイ回るような医者になったのを、半ば悔い、半ば誇りとするかのように歌った。

それはまた、己を鞭打つような響きでもあった。いつの間にか、私は小学生で、平家物語のさわりと第一高等学校の寮歌を覚えた。

三つ子の魂百までとはこのことか?! また、「しつけ」とは、親が、年寄りが「しつづけた」ことが、しつけになるのか?! どうも人間の「人となり」は、子供の時にその基礎をつくるようだ。

懼《おそ》れおののくことがReligio（宗教）。

自然が病を治す、医療はこれを助くんだ──Natura sanat Medicus curat──と親父はくりかえし、言い聞かせた。

私たち三人の子は、親父を「ありかた講釈師」とひそかに呼んだ。「ありかた」とは、ものの原点を言うんだ。

両親のこと⑤

「お母さん！　かあちゃん!!　コレ見テ!!　見て、みて……」と、ぼくは急いでおふくろを呼んだ。

新館診察場の二階、東向きの明るい部屋であった。

「ナニ、ナニ？」と言って入ってきたおふくろの目の前で、ぼくは、木綿のパンツを膝までおろした。

「これ見て！　毛が生えてきた」

「どれどれ」とおふくろが目を細めてマブしそうにのぞき込んできた。

「どこに？」

「これ、そら、見えんか？」

「ふーん……」と母。ぼくも首をまげてのぞいた。二人で一生懸命のぞいたが、毛と言えば毛、黒い木綿糸と言えば糸みたいな三本のウブ毛だった。

「うーん」とおふくろもうなりながら、ぼくの顔を眺めてきた。ぼくも「ドーダッ」とおふくろの顔を見つめ返した。

おふくろの目は、ぼくが見つけたあるやなしやの毛を見たのではなくて、うす茶のトンガラシのような棒が、疑いなく、生えたての松茸のように太さを増し、その先がわずかにフクランでいるのを見つめたようだった。

私の中学一年生の夏だった。

「ウン」と、おふくろはうなずいただけ。さっさと部屋を出ていった。

「なんや、一緒に驚いてくれないのか」とぼくはガッカリした。

でも、その日の夕食の時、おふくろが、集まったみんなに、「カズチャンも、チンチンに毛が生えてきたっ」とニコニコして大声で言った。

ぼくは、恥ずかしかったが、「ドーダッ。ぼくも大人の仲間だ」と胸を張った。

糸のような毛も、みるみるうちに私の期待に応えて、棒の根元から、生えのぼるようにのびてきた。数も一気に五倍にもなった。

「ハヤク芽ヲ出セ、柿ノ種」の気持ちだった。こんなハヤル気も一カ月も経たないうちに、もうすっかり消えてしまった。気がついた時は、そこは真っ黒になっていた。

ところが古希を過ぎたトタンにこれが急に色つやを失い、メキメキと数をへらし、丘の地が現れ、打ちしおれてしまった。

まるで、松くい虫にやられた丘の松のようだ。しっかりせよと抱き起こしても、もう起き上がれない赤茶けた大砲の回りに、わずかにまつわりついている。

〽戦いすんで日が暮れて、さがしにもどる心では、どうぞ生きていてくれよ……という「戦友」の歌と同じだ。たどり来た道は確実に元来た道に戻りつつある。

両親のこと⑥

私は旧満州・奉天（瀋陽）の生まれ。

満二歳までそこにいたという。

もちろん、何も覚えていない。ただ、赤々と燃えるペチカ、ぶ厚いレンガ壁、玄関前の三輪車だけは何となく頭に残っている。

あとはすべて濃い霧の中。

当時の赤茶けた写真を見ると、「ア、ソウダッタカ」と、この霧が突然うすくなって目の前にボンヤリとその姿を現す。写真から目を離すとスッと消える。

思い出は、幻。ただ、影を慕うのみ。

ぼくは、おふくろの乳房のにおいを知らない。内地で食いつめた親父が、研究もできて生活が安定する別天地として奉天の満鉄病院に勤めた。息づまるような内地のくらしから離れて、一番、親父の人生で充実した時であったようだ。

開拓者根性なのか、全国から集まった人たちとの新しい出会いは深い絆で結ばれて、親せき以上の心の友人ができたようだった。

しかし、厳寒を防ぐ二重窓の生活は、たちまち、おふくろの胸を患わした。

親父は、乳児への感染を極度に警戒して、私をして母親に近づけさせなかった。不思議、古希を越えても、今もなお、乳房への未練は残っている。

しかし、やはり二歳にして肋膜炎にかかり、胸に水が貯まったと父は言う。

今から思えば、父母には、心底、心配かけたものと思う。

北海道の方が、今は三世、四世になっても、なお本州の人を「本土の人」、北海道から本州へ出ることを「本土へ渡る」と言うように、私たちは当時、日本へ帰ることを「内地に帰る」と言った。

父は、骨と皮にやせ細る母を心配して、母子だけ内地へ帰した。

今様で言えば、単身赴任、いや単身残留だった。

古里に帰っても、微熱が続き、経過の良くならない母を見て、ドイツ留学をあきらめて帰国した。

悶々の日々だったらしい。

父の書棚に、当時、厳禁だった「弁証法理論」、「マルクス・資本論」の本があったことは、私が大人になってから、「やっぱり?!……」と、これまた、霧の中をのぞくように思い当たるものがある。

人間、一人しては成らず。ひとりの人間ができるのは、五〇年、いや、時には一〇〇年の気の遠くなるような「たどり来し道」があるような気がしてならない。

二人三脚

担当者より昨年〔一九九四年〕秋、突然「たどり来し道」を書けとの便りあり。「ぼく、まだ回顧録を書く年でない」と受けとったまま、机の上に放ってあったが、いつの間にかジワジワと練り歯みがきのチューブを下から押されるように、来し方を彼にシボリ出されてしまった。

本当なら秘めて人様にはお見せできない昔の写真まで、彼にあつかましくも遠慮なく、ドカドカと手を突っ込まれてあぶり出され、恥ずかしさと、一味ちがったなつかしさを味わわされた。

私も、とうとう、月の裏側をみなさんに見せてしまった。

七二歳の「今」から始まって、ビデオテープを逆巻きするように、来し方――昔――をたどって語りを組んでみた。そして、「今の生き様」は「たどって来た生き様」の延長線上にあり。

あらためて、人間は生きてきたように老い、老いてきたように別れてゆくんだと分かった。

今の私は、実は、この世に命を頂き、生まれ、育ち、教えられ、しつけられ、大きなその時その時の時代のウネリの中でもまれ、育てられ、考え、悩み歩んできた私であった。とくに身近にたくさんの大先輩・先輩・後輩、そして出会いをいただいたたくさんの地域のみなさんの影響をモロに受けて、たどってきた道だ。

私を語るということは、たくさんの方々の「たどり来し道」でもあった。

稿の途中で思わず「つつがなきや輩《ともがら》」と叫んだのは、その思いからである。

診療所・病院で、地域の人たちと共に困難の中で医療を続けてきた元職員、今職員も「つつがなきか」とあらためて問いたい。

どこにいてもいい、私の周りから、タンポポの綿帽子のように、熟れて風に吹かれて飛んでいった朋友よ。

土の上に降りようと、コンクリートの上に落ちようと、しっかりとその所に根を下ろして、土着し、生き抜いてほしい。堀川病院の心を持ち続けながら……。

今、たどり来し道を振り返ったら、やっぱり、いつも家内がいた。

いや、家内と一緒に歩いてきた道だった。

苦労をかけただろうが、医療を土着させる「運動」という絆一本でつながり、結び目をトカずにここまで来た。

「ごくろうさんだった」とは、今は言わない。

「たどり来し道」は、私たちにとって、これからも「たどり行く道」でもあるからだ。

第2章
わらじ医者はわらじも脱ぎ捨て

「民主的医療」現代史

早川一光／立岩真也（聞き手）

「早川一光」という人間

立岩　早川先生のご活躍は広く知られていることと思います。いろいろなところで、いろいろな人が書いていていますし、それはそれとして、今日こちらで詳しくお伺いしたいことは、かなり昔話のようなことになるかもしれません。先生の著書であるとか、鎌田實さんと対談されたときのものがあったり（鎌田實『命があぶない医療があぶない』、鎌田［2001］）、それから山口研一郎さんが慶応大学での講義のなかで早川先生の地域医療の話を学生向けに話したりしています（山口［2013］、この二つについて本書一七〇頁）。それらや先生の著書についてはホームページ（http://www.arsvi.com/）でみなさんが見られるようにしたうえで、もう少しここを詳しく聞きたいと思うところに関して、今日お伺いしたいと思って参りました。

先生は一九二四年の生まれですが、まず伺いたいのは戦争の前後のことです。一つ先生が言われているのは、終戦まで軍国主義の教育の下でそういう思想を叩き込まれていたのが、敗戦とともに世界観、ものの見方がクルッと変わったというようなことですが、と同時に、鎌田さんとの対談などで、戦前、それから戦中も含めて、京都の人たちのあいだにそれなりの活動というものがあって、そういったものに影響されていた部分もあるのだというようなこともお話しになっています。例えば、「戦中の厳しい統制のもとで、民主的な医療を行なってきた、いわゆるヒューマニストの先輩がいたんです。宗教的な見地から民主化運動を実践なさった先輩がいた。これが私たちの指針になりましたね。あの人たちがいなかったら、あんなにすんなりとはできなかったと思います」と。また、鎌田先生が「それは戦前から？」とお尋ねになったとき、「戦争中ですね」と引き取られて、それで誰の名前を出してくるかというと、松田道雄先生のお名前です（→一二三頁）。それからもう一人は若月俊一先生ですが、若月先生とは実際には会ったことはないけれど、耳には聞いていたというようなお話をされていますね（→一二二頁）。それから京都革新懇の機関紙では、一方で戦時中も被差別部落などの医療にも関わっていたこと、それで憲兵に目をつけられていたということもお話しになっています（「医師・早川一光が語る民主主義・平和・革新懇運動」『京都革新懇ニュース』二〇〇九年九月一〇日号、早川［2009］）。戦争のときは医学生だったと思いますが、軍国主義の教育の下にいたということと、先生自身が、あるいは先生の周囲の人たちが、そのなかでも公然と反社会的なことはできないにせよ、いろいろなかたちで京都という地で活動をしていたということの両方があったということだろうと思います。その当時のことで、覚えていらっしゃることについてはいかがでしょうか。

早川　人間を語る場合には、何年に生まれ、どこで生まれたのかということから語っていかないと、僕という人間は出てこない。それでは、僕はいつどこで生まれたかと言いますと、大正一二年一二月二六日、今で言う瀋陽（奉天）の生まれです。四つ違いの長男がいまして、僕は次男坊、一番最後の子どもでした。どうして満州で生まれ落ちたかというと、今度はそこに僕の両親が出てくるわけです。親父は小児科医をやっておりまして、満鉄病院の小児科に勤めておったのです。片やお袋の出は愛知県です。愛知県の名古屋の南の知多半島という、伊勢湾に面した小さな半島があるのですが、ちょうどその真ん中あたりに尾張横須賀という場所があります。横須賀という名前自体、全国にたくさんあるのですが、尾張の横須賀というのは知多半島にあって、半農半漁の村でした。親父は長男として生まれ、昔で言う庄屋というのか、小さい地主、村の世話役などをやっていたおじいちゃんがいたはずなのですが、僕はあまり覚えていません。ただし、貧乏であったこと、貧乏百姓であったことは間違いありませんが、親父はとても学問が好きで、よくできた子どもだったようです。親父が子どもの頃は、そういうよくできた子どもには知多郡が奨学金を出して、上にやらせるということがありました。それを受けて名古屋にある愛知一中に行くのですが、そこで一生懸命勉強して、これまた優秀だったようです。しかし、家が貧乏ですので、本当は旧制の高等学校に入りたかったところ、それは家では駄目だというので、中学から医学専門学校に入ったのです。医学の世界では、大学ではない医専出ということでランクが全然違っていました。これに対する親父の反発も強かったように思います。勉強はやりたい、けれど家が貧乏だ、というハンディがあったのだという思いが、僕には語りませんけれど、親父にはどうもあったようですね。それはどこでわかったかと言いますと、学生運動をやったとき、親父の書斎からマルクス・レーニンの本が出てきたことからです。

立岩　先生の本にそのことを書かれているのを読みまして、こういう継承のされ方をしているのだなと思いました。

早川　勉強が好きなのに、貧乏で勉強ができないという状況にぶちあたっていく矛盾から、やはりマルクス・レーニンを隠れて読んでいたのだなあと思いました。それから親父は、勉強したいものですから、知り合いを通じて京都大学の小児科の研究室へ入るわけです。そこで何に興味を持ったかというと、百日咳でした。戦前と戦中の子どもが一番困った百日咳です。いったん罹るとゴホンゴホン、ヒューッと引くような咳をして、顔を真っ赤にして苦しむ。それを何とかしたいと思ったようで、百日咳のレプリーゼという引く咳はどこから来るものかということを考え出すと、もう研究室でネズミやウサギを実験台にしながら、大脳の生理学を勉強するという、そのあたりまでは行ったようですね。しかし、長男ですから、家に仕送りしなければなりませんので、やはり京大では研究が続けられない。そうしたら京大の教授が父に、「お前は長野へ行け。長野の日赤に行ったら、少しは給料が上がるから」というふうに、ひらいてくれた先輩がいたようですね。それで長野へ行く。長野で生まれたのが長女。僕の一番上の姉です。

立岩　それは長野市の日赤ですか。

早川　はい。長野市の日赤の小児科に赴任するかたちで行って、そこでいろいろ勉強していたようです。

でもそれでも食えないようになって、「今度は満州へ行ったらどうか。満鉄の病院へ行ったら、三倍か五倍の給料が出て、五年辛抱したらドイツへ留学できるぞ」と言われたようです。あの頃ドイツ留学といったらもうパラダイス、夢を見ているような心地になって満州へ行くのですが、案の定、向こうで僕のお袋が肺結核を発病するわけです。このまま満州に置いておいたら死んでしまうということで、お袋を里へ返し、気候と空気のよいところで養生させなくてはいけないとなったのです。それで子どもを連れて、母親が故郷へ帰るのですね。それで親父は単身赴任のようなかたちで満州へ残る。

愛知県の田舎ではまた、胸をやられた長男の若い嫁が転がり込んできたということで、これは想像ですけれど、おそらくいじめに遭ったのではないかと思います。それは僕はよくわかりませんけれど、親父は、もはやこれまでということで、奉天の家を畳んで、愛知県の横須賀町へ帰ってきます。しかし、やはり名古屋に住みたかったようですね。名古屋の自分の母校で勉強したいと、これもまた夢みたいなことを考えていた。そうしたら、横須賀町の村の方たちが「村から出ないでくれ」と。「せっかく村にできた子ども医者――昔は小児科などと言いませんでした――、みんな助かったと思っているのにまた都会へ行ってしまう。何とかして残ってくれ」となったわけです。しかし親父は「ここにいては勉強ができない」と言います。その角逐があったようですね。

立岩　お父さんはどのくらいの期間、満州にいらしていたのですか。

早川　僕が生まれてからは四年、その後も二年か三年はおったはずです。

立岩　では、合計六、七年奉天におられて、それで戻られたということですね。そうしたら村の人たちから乞われて、「ここに留まって自分たちのことを診てくれ」と言われたわけですね。

早川　そうすると親父が迷うわけです。そのときに村の方たちが、「ここに残ってくれるのならば、みんながそれぞれ医療を守ろう」と。そこで決意したんです。「俺が行く」「俺が残る」「ここに骨を埋めよう」と。このへんが僕の地域医療の原点である気がしています。「俺が行く」という言葉は僕はとても大好きなんです、「俺でなければいけない」という気負いも含めてね。「やってみよう」と親父に決意させたのは、親父が偉いとかそういうことではなく、決意させた住民がおったということです。

住民がどうしたかといえば、二〇畳くらいある畳敷きの待合室の真ん中に金属の大火鉢を置いて、「施不念」という禅宗の言葉を真っ正面に掲げた。一生懸命ものをして、一切見返りを願うこともない、ということです。ただひたすらに施す。どうして畳敷きの待合室にしたかと言えば、連れてこられた子どもがそのままお母さんの横の床に降りたところが畳だということですね。そしてそこに火鉢がある。火鉢に村の人たちの名前がずらっと書かれている。これが長いあいだ、頭に残っていました。

どうしてこのようなことを立岩先生に申し上げるかというと、人間の思想というものはポッと生まれてくるものではなく、必ず生まれ、育ち、それから親、家庭の教育、雰囲気、そういうものから影響されてできてくるのだと思っているからです。

立岩　そうでしょうね。慶応で先生のことを紹介していると先に言った山口研一郎さんもいろいろ社会的な発言などをしてきたお医者さんですが、彼のお父さんも長崎の田舎で地域のお医者さんをやっていたようです。そういう伝承はあるものだなと思います。

早川　親父が何となくマルクス・レーニンも読んでおったようですし、僕自身は大正一二年の生まれですから、体のなかに大正ロマンが入っています。片足は大正ロマン、モダンボーイ・モダンガールという時代です。ダンスが始まったあの頃の雰囲気と、外地、満州の苦力（クーリー）たちの扱いのされ方も、僕は子どもなりに見てきて、何かそのあたりが影響しているように思います。

愛知県へ帰って小学校へ通い出たときには、僕らの国語の教科書は、「花、鳩、豆、松、蓑、傘、唐笠」、これが第一ページです。よく考えてみれば、まさに農家の子どもたちがいつも目の前にしているものです。「花、鳩、豆、松、蓑、傘、唐笠」、これが僕の漢字を習う一番元だった。「文字はこう書くのですよ」ではなく、実際に花があり唐笠があり鳩がおり、子どもたちの周りにある現場を中心に字を教えていた短い時期があるのです。そのときに僕は字を習いました。それが二、三年経ちましたら、それでなしに、すぐに「咲いた、咲いた、桜が咲いた」、そしてさらに二、三年経ちますと「進め、進め、兵隊進め」と、こうやって小学校の国語も変わるわけです。ただ、僕らは小学校の六年間、男女は別でした。男は男だけ、女は女だけ。教科書の中身も変わっていたようですね。女は掃除・洗濯・料理一切ができればいい、男は強い体を持って強い兵隊になる、こういう傾向がだんだん強まっていくわけです。小学校の三、四年くらいになりますと、上海事変が起こります。「爆弾三勇士」とか、そのような劇を見させられもしました。その頃から校長先生が式典になると運動場の片隅の離れた小屋から、何かを持ってきて、カニのように横歩きしながら、「朕思うに」と訳のわからないことを言う。「そのあいだは絶対に顔を上げたらいかん」と言われていました。そうすると鼻水が出るんですよ。「校長先生が教育勅語を読んでいるあいだは、すすって音を立てたらいかん」と言われていました。校長先生が最後に「御名　御璽」というところを読んだら、みんなが一斉にスーッとすする音が立って、これが僕には非常に印象的でした。

それから中学校へ行きまして、徴兵検査を二〇歳になって受けたのですけれど、丈夫な子は田舎を出て訓練を受けて甲種合格か何かで、みんな一等兵や二等兵、星一つ、二つで先頭に立たされる。そういうなかでどうして私は生き延びたのか。中学へ行きましたら、よくできる子は配属将校に呼ばれて、「お前は海軍兵学校。お前は陸軍士官学校。推薦状を書くから行ってこい」となったわけです。

立岩　そうやって行かれて、兵隊になって多くの方は戦死されたというようなことは先生も書かれていますよね。

早川　「あいつは海兵に推薦で行った。末は大将か政治家か」と、僕らにとっての憧れでした。抜かれることが僕らの理想だったのです。

立岩　そういう兵学校が、たんに士官用の学校であるというだけでなく、立身出世のコースなわけですね。

早川　鰹の一本釣りのようなものです。釣られることがまた、僕ら中学生の名誉だったのです。あの中学から何名海兵に出たということがランキングのように注目される中学の教育でした。

僕は何で生きているかといえば、たまたま京都府立医大の医学のコースに入ったからです。医学コースに入ると召集延期ができる。文学部や理学部に行った連中は学生のあいだに召集をされて、見習い将校として戦線に立たされて戦死する。しかし、医学生だけは「早く軍医になって出てこい。それまで待つ」と。「今まで七年かかっていたところを六年に仕上げてこい」と、一年短縮して早く医者になれと焚きつけられていたときに終戦でした。それが昭和二〇年の八月一五日。僕は学部の三年生でした。本当にショックでした。それがカルチャーショックの一番目です。「えっ？　なんで？」というのが最初です。正しいと思っていたことが正しくない、正しくないと思っていたことが正しいということで、体制が総崩れになっていくわけですから。

その頃の僕たち京都の人たちの生活は、結核があるし、子どもは急性伝染病、栄養失調、回虫、それはもう病気になっても医者にかかれないという、それが敗戦のときの状況、二三、四の血気盛んなときの僕らが置かれていた状況です。落ちているものを拾ってでも食いたいという時代に、医者になりました。

学生自治と先達との触れ合い

立岩　その少し前のことを詳しく教えてください。先ほど申し上げましたが、戦争の前から戦中にかけて、やはり厳しい時代だったわけですよね。僕は少し別のことで松田道雄さんのことを調べたりしたことがあるのですが、彼の場合は京大を出て、医者になったのだけれども、京都府の衛生部のようなところであるとか、あるいは和歌山県のそういったところの役人というかたちで結核に関わる。その時点では明らかに共産主義の思想に影響を受けていたのだけれど、彼が書いているところでは、自分は党員になったとしても捕まると。捕まったら、自分は体が強くないので、拷問されたりしたらしゃべってしまったりするだろうということで、自分は思想的にはそうなのだけれど、実際に党員になることはしないで、というよりもできないで、その時代において多くの人が結核によって命を落とされたりするなかでできることを、官吏としてというか役人としてというか、じっと黙ってやっていたというようなことをお書きになっているのです。

一方、二〇〇九年に刊行された早川先生のインタビューでは、要約だから正確なものかどうかはわからないのですが、「戦時中は医学部時代かくれて部落の医療などに手を差しのべました」というようなことを書かれています。そういった、戦時中に医学生として地域のことに関わっていたというようなご記憶というのはありますでしょうか。

早川　僕にはありません。戦争が終わったときが学部の三回生ですから。

立岩　まだ若いですよね。

早川　まだまだ習いたてのクリニークで、本当にまともに通用するような医学ではありませんから。

ただ、ここで一番大事なのは、そういう若々しい学生に大きく影響を与えていた先輩たちのことです。

立岩　戦争が終わってからそういった人たちがいるということを知っていったのですか。

早川　そうです。なぜそのような触れ合いができたか。僕らは「戦争にどうして負けたのだ。何が原因か」という話になると、やはり「社会だ」ということになります。そしてマルクス・レーニン、隠れて親父たちが読んでいたのを僕らが拾い出してくるということと、これから学生は何をなすべきかということになります。そして、自治会です。一番僕に影響を与えたのは学生自治運動です。セルフコントロール、自ら治める。これはもう、眩いばかりの輝きを僕らに放っていた。どうしてかといえば、それまで自治は許されなかったのですから。そこへ自治・自主・自立であるべきだという考え方を、解放された戦争後の進駐軍が持ち込んできたのです。これに僕ら学生は眩いばかりの期待を持ったのです。

立岩　先生たち自身が京都府立医科大学の自治会をつくって、ずっと活動をされてきた。そのなかでいろいろなことをなさるわけですが、そこでの自治とは教授会に学生が参加するというのもあるでしょうし、教授の人選に選挙権を持つべきであるという主張でもありうるでしょうし。

早川　選挙権を持つべきかどうかというよりも自治ですね。まず、教授が言うことは全部正しい、教授に教えていただく、という関係だけでなくて、教えさせるというか、こういうことを勉強したいけれどどうだろうと、まず学生が自ら学ぼうという意欲が民主主義の第一歩であり、そういう意味での自治ができるということがデモクラシーの第一歩だろうと思います。それまで押さえつけられてきたものの考え方を打ち破るには民主主義しかないと思いました。では民主主義とは何かと言えば、参加すること、発言すること、それから情報を公開すること、閉じた部屋のなかで閉じたことをするのではなく、みんながわかるところでわかるようなものをすること、そのかわりみんなはこれに向かって意見を言うからそれを聞く耳を持つということ。これが自治会の第一歩です。いつのまにやら教授が決まるのはおかしいじゃないか、学生にも投票権を与えろ、府立医大病院の職員組合にも一票入れさせろという、とても難しいことなのですが、そのような運動をするわけです。

やれようがやれまいがとにかく参加させろ、という感じです。

立岩　戦後の医学生の学生運動に関する年表をホームページ上につくっている奇特な方がいらして（下司孝之「戦後医学生運動史・年表」）、四〇年代くらいのを見ると、京都は京大ではなく京都府立医大がよく出てくるのですね。

早川　それは激しかったですもの。

立岩　例えば一九七〇年くらいの、いわゆる全共闘の世代になると、京大やそこの医学部も出てくるのですが。だけれども、終戦直後のそのような運動史を見てくると、京都府立医大が結構活躍しているのですね。これはどうしてだろうと思うのですが、先生は何か覚えていらっしゃることはありますか。

早川　どうも僕が見ていたら、医者の息子が多かったように思います。僕の同級生のなかでも三分の一から四分の一くらいは親父が医療とどこかで関係があった。だから医療とはいかにあるべきかということを、少なくとも見聞きして育ってきた。

立岩　見聞きして、それが身体に入っているような部分が学生自身にあったと。

早川　それともう一つは、府立医大の先輩のなかに部落の医療とか、社会のなかの差別をそれとなく研究していた連中がおった。

立岩　そういった方々の存在を終戦の後にだんだん知っていくということになるのでしょ

うか。

早川 そうですね。生き延びた先輩が戦地から帰ってくるのですよ。軍医で召集され、命からがら助かった連中が、もういっぺん大学へ入ってくる。この影響は大きかったですね。

立岩 その人たちが召集される前に、厳しい治安維持法の下でそれなりに無産者に対する医療のようなことを隠れてやっていた。だけれども、その人たちは召集されて、しばらく日本にいなかったり、出ていった先で亡くなった方もいらっしゃったけれども、戻ってきた方々がいらして、そういう方々が「実は自分たちは戦前・戦中からこういったことをやってきたのだ」ということを知らせたのでしょうか。

早川 たくさんはいませんけれど、一年後輩で武藤太郎さんという小児科の医者がいて、僕より学年は一つ下なのだけれど、年齢は三年ほど上です。戦地へ行って帰ってきて、復学するにあたっては僕らのもう一つ下に入ってきた。その人などとは親しかったですね。こういう方たちが僕たちに学生自治会のあり方を教えてくれたり、援助したりしてくれた。また、そういう人ばかりではなく、満州から、ソビエトから、それぞれ引き揚げてくる人たちが、本当に日本に革命を起こすというくらいの勢いで、赤旗の歌を歌いながら舞鶴へ帰ってくる、そういう時代だったように思います。そのインパクトも大きなものでした。

立岩 それは大陸に行って、中国なり何なりで、ある種の思想教育のようなものから影響されてきたということでしょうか。

早川　そうだと思います。向こうの人たちが日本兵を日本へ帰すにあたって、再教育をし、いわゆる革命の戦力にしたいという意図はあったように思いますね。

立岩　早川先生の書かれたもののなかには、先輩のなかに京都という土地で、戦前、戦中、被差別部落の医療に関わった人たちがいたことが今の自分に影響を与えたというように発言されているものがいくつかあったように記憶しているのですが、そのあたりのご記憶というのはありますでしょうか。今のお話は大陸である種の思想教育を受けて、舞鶴に来て、それで京都にというその流れですけれど、日本のなかで、どこまで公然とかどうかは別として、被差別部落に入っていって医療をするという、そういった流れが京都にはあったようだ、そういったことが自分たちに影響を与えている、と書かれた箇所があったのですが、何かありますでしょうか。

早川　僕らの学生のときに影響を受けたのは、今申し上げた先輩なり、戦地から帰ってきた先輩なりの存在が一番大きかったことは事実です。しかし、数は少ないのですけれど、例えば松田道雄さんのお父さんもお医者さんでしたし、松田さんのお父さんと僕の親父とが親しい間柄でした。二代にわたるお付き合いがあったのです。僕は親父から「医療に困ったり、迷ったりしたときには、松田道雄さんのところへ行け」と、そういうサジェスチョンを受けたこともありました。そういうのが僕らの接点なのです。多数ではありませんけれど、「隠れ革新ドクター」は案外少なくなかったように思いますね。どこにおったかと言われれば、データはありませんけれど。

立岩 松田さんなどがその一つの典型なのかもしれないですね。

早川 そうです。僕らが京都で診療所をおこしたときにも、「よし、手伝うよ」と、耳鼻科の開業医の先生も乗り出してきた、北川先生という他科の方が応援すると言って出てきてくれる、眼科の先生でも富井清さんという先生が出てくる。各科にポツリポツリといるんですよ。そういう人たちが戦後、国民皆保険の運動にも参加していきます。とにかく民衆の医療を推進しよう、医療を社会化しようという、そういうグループが京都には多かったですね。

ただし京都だけかというとそうではなくて、京都に火をつけるのは奈良なんです。奈良は部落の医療が非常に強かった。今でも奈良は強いです。大阪も強かったですね。兵庫は少しかたちが違っていて、これは生活協同組合のようなかたちで発達するのが神戸のほうです。まともに部落に取り組むのは奈良と東大阪のあたりです。本当に面白いですね、そのように地域差があるというのは。どうして地域差が出てきたかといえば、そこに人がいたんですね。一番初めに街をおこし、そういうところを拓いていく人が。

立岩　これはわれわれが調べるべきことなのかもしれませんが、奈良とか大阪とかで部落に入っていって医療をするというような動きというのはいつ頃の出来事だったのでしょうか。それから、そういったことを先生はどういった経路でどのようにして知るようになったのでしょうか。

早川　学生自治会をやっているうちに、やはりお父さん・お母さんが医者だっただろうと思いますけれど、後輩の女子医大生のなかに奈良出身の学生が入ってきたりしましたからね。

もっと特徴的なのは、僕の五年ぐらいの後輩の学生が教授会になだれ込んでいくような激しい運動を起こしたとき、八人が放学されるわけです。これには僕らはビックリして、先輩として放っておけないというので復学運動をする。放学された八人をバラバラにさせずに結束させるには、自分たちのやっている診療所に呼んできて勉強させる。あるいは検便や検尿をしてもらう、検査を始めてもらう。そのなかで僕らに先輩が教えてくれたように、僕たちがその学生を教えるという、そういうセミナーをやるわけです。そのセミナーに松田先生が入ってくる。僕も参加する。当時の先端医療であるソビエト医療の文献をロシア語から翻訳して、どんどん流してくれる。

立岩　松田さんはたいへんロシア語ができる方だと伺いました。一晩でロシア語の専門書を一冊読んでしまうという感じだったと。

早川　あんな人に勉強を教えてもらったというのは、僕らのほうが恵まれていた。あのときに一番よく勉強しましたね。もう蚤に食われても、シラミに食われても、診察が終わって九時半くらいから、勉強するために集まってきた。あのときの盛り上がるような勉強の仕方こそが、本当の勉強だと思う。

立岩　いつの頃でしょうか。

早川　戦後、一九五〇年に診療所ができて、三年くらい経ってからかな。

立岩　復学運動に燃えていた頃、一方ではそういったソビエト医学の最先端の勉強もなさっていた。

早川　勉強の雰囲気をつくるのが僕ら先輩の役割だということで、松田先生を呼んでくる、耳鼻科の先生を呼んでくる、大学の教授や助教授くらいのクラスの人をお願いをして呼んでくる。ちょっと中途半端ですが、お膳立てするのは僕らで、勉強するのは若い学生。でも、あの頃が僕は一番楽しかった。

立岩　はい、白峯診療所に松田さんがタダでやってきて、それでいろいろと教わったといったことはご著書にも書かれてらっしゃいます。

早川　僕の親父の経歴とよく似ているのですけれど、白峯をおこすのも、やっぱり西陣の住民がお金を出すということになって。

立岩　住民の方々が誰かいないかと大学へ行って、その人たちと廊下ですれ違ったときにとご著書ではなっていますけれど……

早川　というふうになっとるんですけれど、本当はそれほど綺麗な話ではなく（笑）、私たちが「つくれ」「つくれ」と煽動もしたし、共産党の人たちとも連絡しながら、「やろうよ」と言って。目的は、やっぱりいつでも誰でもどこでも医療を受けられるということ、国民皆保険をつくるということです。それも制度だけつくるのではなく、実際に診る医療機関をつくろうと。「民主的医療」「民主医療」という看板を掲げて、医療をやろうよということです。

立岩　五〇年の前というのは、共産党は各地に医療の拠点というか、診療所をつくるということが、党の方針としてあったような感じですか。

早川　そうです。

立岩　でも全国にそういうものがどんどんできていたというわけではありませんよね。

早川　できなければならない、という感じですね。

立岩　できるべきであるという方向はその当時あったということですね。

早川　例えば秋田は東北の外れですが、非常にそういう運動が強かった。あれはおそらく開業医の先生のなかにそういう革新的な先生がおられたということだと思います。そういうところでは住民が結集をするのです。

立岩　そういう意味で言えば、政党が仕掛けたという部分もあるということですね。

早川　やはり共産党が仕掛けたということは間違いのないことです。全国的な医療法人として、共産党の医療政策として、革命を展望しながらだと思いますけれど、医療を通じてものの考え方を変えよう、医療を社会化しよう、と。

そこでまた分かれてくるんですよ。

民主的医療の実践

立岩　そこが詳しく伺いたいと思っていたところなんです。「民主医療」と「民主的医療」との差があって党のほうは前者を言い自分たちは後者を言ったのだとか、民医連（民主医療機関連合会）をつくりながら五八年開設の堀川病院自体は六三年にそこから出るというようなことであるとか、にもかかわらず同時に先生は共産党から市議会議員（五七〜六一年）になることであるとか、そのあたりの政治・政党との微妙な関係をもう少し具体的に知りたいと思っているのです。

早川　まず、先ほどの話を続けましょうね。僕はデモクラシーというのを、デモス＋クラシー、つまりデモス＝住民が、クラシー＝政治（政権）を握る、と考えているのですが、このデモクラシーを教わったのが、アメリカの進駐軍からなのです。一瞬の時間ではありましたが、人民解放というか、解放軍のような錯覚を受けたこともあるほど、進駐軍からは解放感を味わわされました。マッカーサーがレッドパージを掲げるまでの二、三年間は、学生運動をしていた僕たちに、進駐軍の隊員が「インターナショナル」を英語で歌ってくれたという経験もあるんです。

立岩　一時期は共産党にしても進駐軍を解放軍と規定していましたからね。

早川　しかし、米ソの対立が出てくると、途端にレッドパージが始まりました。そのレッドパージに、僕らは遭うわけですよ。それで弾き出される。僕が外科の教室に入って一、二年経った頃、教授に呼ばれて、「出ていけ」と言われました。僕は外科医になりたくて一生懸命勉強していましたから、「何でや？」と反発したのですが、「あんたがおると研究費が大学から回らへん。すまんが出ていってくれ」と言われてね。それが一番進歩的な先生でしたから、その先生から出ていけと言われたら、もう行くところは住民のところしかない。住民の側に再度立とう、と。それが共産党の進めていた、民医連による医療の社会化の運動と一緒だったのです。

その社会化の流れのなかで、西陣の方々と出会いました。まず第一には、税金の問題があった。

立岩　終戦直後のシャウプ税制の時期ですよね。

早川　あれにものすごく反発するわけですね。「自主申告をさせろ」と。税金を払わんというわけではないんです。「税金は取られるんじゃなくて出すんだ。それを確定するのはお前たちじゃなくて俺たちだ」ということです。ここにも僕らに共通するところがあるんですよ。だから、権力に参加していくというのも、僕は民主主義の大きなテーマの一つだと思う。そのかわり、どこまでが権力で、どこからが住民側かをはっきりさせることが必要だと、僕は今でも思っています。

その住民が、五円、一〇円と集めていって、いつでも誰でもかかれるような診療所をつくりたいという。「ああ、それはいいことだ。民主的医療だ」と思ったのです。それで、「民主的医療」にするか「民主医療」にするか、みんなで論議をしたら、三ヶ月も四ヶ月も揉めたんですよ。

参加してくださったのは八〇〇人ほどもおられたのですが、それで一万五〇〇〇円から二万円くらいしか集まらなかったけれど、とにかく工場の古いところで医療をやりたいから、医者に来てくれないかということで、探し求めておいででした。そこで僕ら追放された連中とドッキングをしたわけです。それで「俺行くぞ」と。それは親父の「俺がやる」というのと一緒なんだというところに、なんだか振れ合いを感じました。

それで出かけていく。それに学生たちが放学されて復学運動をやる。民主的医療もやる。それで、どういう医療が民主的なのかを考えたとき、あの八対七というのが出てくるんですよ。

立岩　理事会の構成を住民側八、病院側七にするというやつですね。

早川　お金を出してくださった人たちが八〇〇人いて、それを分析してみると、七つの学区から集団で出ていたことがわかったのです。七つの学区からの人の集まりがあるということは、単なる集まりではなくて、そこに必ず世話をする人がいるということです。そういう人がいるところに、コロニーができるのです。だからそこで「評議委員会をつくって理事を選出してください」と言えば、七学区から七人の理事が出てくる。ただ、それ以外の、学区にはまらないところからもバラバラの出資があった。そこから八番目の理事を選んだのです。

立岩　なるほど、それで八人だったのですね。

早川　そう。そうしたら、僕ら医療を担当する側からは七人を出そうと。それは事務長とか薬局長とかがマネージメントの責任を持とうということで、職員に命令を出すことができる理事者側が七人だったのです。それで合わせて一五人で理事会をつくって、医療の運営をしよう、と。経営と医療方針と決算とを、全部そこで論議しようということにしました。

なぜか？　僕はこの診療所は揉める、必ず争いが起きてくると見たのです。それは当たり前なんですよ。受ける側と担当する側が一つの土俵でものをするということは、もう意見が違ってくるに決まっています。

立岩　違ったときに、八の側に勝たせようというか、責任を持たせようという話ですよね。

早川　たった一票なんです。一票の差なんだけど、僕は多数決が民主主義だとは絶対に思っていないんです。多数決は権力の側に立つことがありますからね。だから多数決が民主主義なのではなくて、一票の差があるよ、しかし、揉めたときにどこにいったん従うかといったら、八に従ってやってみる。反対があると思うけど、やってみる。やってみて、思うようにいかなかったとき、どこで思うようにいかなかったか、こういうときに混乱があったということがわかるから、そこで八の人ももう一度考え直してくれる。その差はたったの一なのだけど、この捻れがとても大切だと僕は思う。捻じれをじーっと辛抱して背負って立っていく忍耐と許容、それからともに考えるということがデモクラシーの基本だと思うのです。これは決してやさしいことではないし、辛抱がいる。コンクラーベ、ってね（笑）。

立岩　先ほどおっしゃっていた大学での教授会の運営も含めて、そうした病院の運営は今から考えるとほとんど非現実的というか、考えつくかもしれないけれど実際にやろうとは普通は思わない。そういうものが戦争直後から何年間かのあいだにアイデアとして出ていて、少なくとも堀川病院では実現したということは、出来事として大きくあったのだと思います。そして、無謀なようですが、実際には合理的であるような気も、僕にはするのです。

早川　そう？　だけどしんどかった！

立岩　しんどいと思います。そりゃしんどいですよ。だって専門ではない人が、時間と頭を削ってそういう揉め事へと入り込んでいくわけでしょう。しかも利害が違う人が、八対七というほぼ同数でぶつかり出したらえらいことになります。だからそれはものすごく大変なことだったとは思いつつ、ただ今では一般の病院が、医療保険の出来高払いでお金が入るなかで、言ってしまえば経営サイドだけが主導権を持つようになっている。戦後の大多数の病院がそうであったように、やるだけやって、金を取るだけ取って、という経営の側から見たら合理的な方法としてそちら側に流れてしまう。しかし医療を受ける側にとっては、特別に必要以上のことをしてもらいたいということはないわけです。そういう意味で言えば、全額公費というかたちにしても医療保険という体制のなかでも、利用するサイドが主導権を持つということは、税金あるいは保険料を使って病院を回すという意味で言えば、本当は合理的な手段というか、経営法であると思うのです。その意味で言えば、今でもありうる方法だと思うのですが。

早川 でもしんどいょぉ〜。腹が立つしね。「こんなことがわからんか！」と思うときもあるし。

立岩 何度か騒動があったと、本にも書かれていますね。

早川 ありますよ。だって、初めにつくった者ばかりが診療所に残っていくわけではありませんもの。新しい先生が入ってきたら、新しい見方が出てきます。それで、「なんでこんなしんどいことをせにゃならんのか」ということになる。

立岩 本に書かれていたのは、一時期にあった老人医療無料化のために高齢者の長期入院がすごく多くなったという問題だとか、高度な医療機器を欲しがる若い医者たちのために病院が設備を整えようとすると、それが必要かという意見がもう一方から出されるといったこととか。

早川 実際辛かったわぁ。例えば、京大の結核研究所から来た中国共産党の郭沫若の甥子さんが常勤のようなかたちで手伝いに来て、西陣の結核患者を診てくださったのですが、

「レントゲンを買ってくれ」と言ってどうしても聞かへんのよ。それでこっちは「買うとなぁ……、潰れるぞぉ……」と思うんだけど（笑）。それでも「よし！」と買ったら、あの先生は二晩レントゲンの下で寝よるのよ（笑）。僕はそれを見てよかったと思ったね。ああいう医者が昔はおったね。このレントゲンでよい診断をしてみせるというようなチャチなものじゃなくて、やっとこのレントゲンが使えるという医者としての喜びというのかな。

立岩　堀川病院くらいの、大規模ではないけれども小さいわけでもない病院というのは、経営がすごく難しいと思うんですよ。大学病院のように大きなところだったら、そういった機器を用意するのは当たり前だし、他方で小さな診療所であれば、大きな病院に患者を紹介して、検査などをやってもらうという分業ができる。しかし堀川というのは、ちょうどその中間で、二、三〇〇ほどのベッド数ですよね。

早川　そうです。僕らが燃えたのは一〇〇や二〇〇のベッド数ではなくて、総合病院をつくろうということでした。みなさんが盛り上げてくるとそうなっていきますよね。そうすると五円、一〇円というわけにもいかなくなる。住民にくれという金額も、五万、一〇万と大きくなっていきます。そうすると、診療所を立ち上げた「健康会」が大きな「助成会」になって、だんだんとお金持ちが多くなってきます。銀行からお金をおろしてきて、

「お前のところに預けるから利子だけはくれ」とか、そういう人たちも増えてきます。

立岩　出資者という感じになるわけですね。

早川　そうそう。そうすると、最初の頃に「昼飯抜くから使え」と言われて渡された五円、一〇円と、五万、一〇万との違いが出てくるんですよ。

立岩　そういうお金を返上したことがあったそうですが、そこに税法の問題が関わっていたというのは、そういったあたりの話なんですね。

早川　それはもう、病院に預けて高い利子がつくならば、銀行からおろしてきますやんか。それでお金ができて彼らは喜ぶけれど、僕らの思想や、最初につくった頃にあった、お金がなくて医者にかかれない人たちの希望は、だんだんと壊されていく。

立岩　実際に一切の手を引くことになった直接のきっかけは、院外処方にするという決定が理事会を通すことなく病院に貼られた一つの告知だけで済まされてしまったことだと書かれていましたね。しかし、僕にはそれだけではないと思われるのですが。

早川　それはそうですね。

立岩先生の元の質問に戻ると、民主医療と民主的医療という違いに意味があるのは、「これが民主医療だ」という党の方針に対して、いろいろな意見の違いはあるけれど、それを集約していくことを表すために、「的」を入れたということなのです。一党独裁の方針で医療をやるのではなく、住民の意志によって物事を決めていこうということです。だから党の方針と違うことが出てきても、それは仕方がない。

立岩　まずは物事の決めていくときの決め方で、まさにデモクラシーというか、ボトムアップで決めていくか、それとも党の方針で決めていくかという、二軸があるということですね。それはそうだったと思うのですが、さらに伺いたいのは、五〇年代の共産党による医療の民主化あるいは民主医療とは、具体的にはどのような違いを持っていたかということです。

早川　端的に言えば、選挙だったと思うね。選挙で多数を占めるということが革命だというやつですね。選挙でたくさんの議席を取ることが目標としてあって、それに僕も巻き込まれたわけですよ。上京区から市会議員を出せということで、当選確実なのは早川だというこになりますやん。嫌だと言ってもね、どうしても議席が必要であれば、やれということになる。

立岩　その当時の早川先生はすでに、京都府あるいは京都市の共産党の意向を何でも聞くというわけではなかったわけですよね。

早川　早川にもスケベ根性があって（笑）。あの頃は党と仲違いしていたのですが、しかしこと選挙となると、僕は絶対の自信を持っていたんです。絶対にトップで当選してみせるという自信です。

立岩　実際にトップ当選をされていますね。

早川　それはね、僕の場合には毎日が選挙運動だったから（笑）。だから僕の往診の仕方、診察の仕方、患者さんへの接し方が、患者さんに納得できるものだったら、多少は待たせても、誤診があっても、「まあいいか」となる。そういう許される医師。「あの先生の手にかかって死ぬんやったらいい」というのは極論ですが、それくらいのことを思われるような医療をやるのが本当の民主医療やと思っていた。ですから、何も「こういう医療をやりますから、公約にしますから、一票入れてくれ」というのではなくて、「俺は選挙に立つ。いいか？」と聞いたら、「いい！」となって、それでトップ当選。だって、選挙運動をする必要がないもん。往診をしておったらいいんです。その代わり、住民が来てほしいと思ったときに「来はった！」となる往診をせにゃいかん。それが難しいところでした。

例えば往診に行くでしょう。そうすると、路地が多いものだから、行った先の隣近所をずっと回って帰るんです。同じような病気が多いからね。行く途中で、「二、三日前にも来たけど、ここの家はおばはんに高い熱が出てたな」とか思うでしょう。それで、その家の前を通ってからもう一度引き返してきて、「おーい。直ったかー」と戸を開けたときに、おばはんがびっくりして、「まだ熱が下がらないから、先生を呼びに行こうと今思った。

思った途端に先生が出てきた」と言ったんです。あんときにどんだけいいカッコをしたか（笑）。「あんたが来てほしいと思うだけでええんや。連絡せんでもええ。思うだけでワシはわかる」と言ったら、「先生は仏さんか」と言われて。ようあんな嘘を言うたと思う（笑）。仏さまって何だと言ったら、何でも治してくれるからとは違うんです。来てほしいと思ったときに枕元に現れてくる。それがピタッと合ったら仏さまに見える。

立岩　そういう一人一人の思いがあって、そのうえで医療のかたちを決めていこうというのが、先生がおっしゃる「民主的」と言うことなんでしょうね。

そうすると、先ほどの二つの言葉にこだわりすぎているのかもしれませんが、当時の政治路線としては、「党が決めたことに従え」というのがあった。それは何だったかというと、選挙に勝つということだった。

早川　そう。党の政策をどう理解させるかということが方針だったわけです。でも、政策とは違うんです。実践なんです。現実ですよ。

立岩　現場でやっているときに、党が言ってくる方針は違うと思われたのでしょうか。それとも、決め方が違うということだけだったのでしょうか。

早川　革命を起こすのは党ではなく住民だ、住民一人ひとりの意識変革が世の中を変えるのであって、共産党が変えてやる、解放してやるというのは間違いだ、という思いがどうしても拭えなかったんです。健康を守るにしても、「自分の体は自分で守る」という自主の考え方を、どれだけたくさんの人たちに持たせるかということが、福祉、保健、疫学であると僕は思うんです。疫学者が治してやるという態度で食事制限を指導するから高血圧が減っていくのではなく、チューブに繋がれたくないと思う住民一人ひとりの意志が、疫学の一番の源だと思う。だから党から議席が欲しいと言われたときも、本当の選挙運動は毎日の往診、訪問看護、医療のなかにある、と思いました。

立岩 僕も実は京都の民医連中央病院の倫理委員会の委員を五年くらいやったことがあります。

早川 俺の敵だったかもしれんね（笑）。

立岩 それで何となく雰囲気はわかるところはあります。僕がお付き合いさせていただいた方々はみな真面目で熱心な方で、新しいきれいな病棟もありましたが、古い病棟はまあきれいではなく。委員だったのとは関係なく二晩入院したこともあるのですが、八人部屋で、まあ食事はお世辞にもおいしいとは言えない。しかし金がないんだからしょうがないんだろうなと。さらにそれと別に、僕も関係した難病の人への対応のことで支援者たちと病院の担当者が揉めたり、他方、民医連の第二中央病院のほうですけど、ほとんど昏睡状態に近くて当世なかなか看てもらえないだろうなという同じ難病の人がかなり長くお世話になったりもしました。

これらはここ数年のことで、以前はもっと違っていたということでしょうか。決めたものを下すのと、下からつくっていくのは違う。それはその通りだと思うのですが、民医連から出るときに、具体的な問題はなかったのでしょうか。例えば、この方針は飲めないとか。

早川　もともと八対七という構想そのものが党の方針に反することだったね。党の意志よりも住民の意志に従うということで、それは大きな開きがあった。だって、お金を出す人たちの組織を民主的にするためには、それが一番いい方法だと僕は思ったから。

立岩　八対七にするとき、党からの具体的・直接的な指導やクレームはあったのですか。

早川　それはなかったね。共産党でない人たちも、松田道雄先生も含めて、「それは面白い」「面白い」と集まっておいでになったのが、民主的医療。それが白峯診療所であり、後に堀川病院になっていく。

立岩　そうした政治との距離の取り方は、一人ひとり違うものがあって、例えば松田先生であれば、ソビエトのことを随分研究なさって、その政治体制がどのようにうまくいっていないかということを、当時の他の学者よりもわかっていたぐらいだったのだと思います。そういうなかで、ソ連型の社会主義はあかんと見切りをつけて、特に晩年には社会党の右派や公明党、民社党あたりと繋がった。そのような道を辿った人もいれば、先生のように、終戦が大学生の頃にかかっていて、今日お話をいただいたような流れになっている人もいる。あるいは、六〇年安保のあたりに大学生だった人にとっては、安保をめぐって共産党と、そのラインを否定して出てくるブントの連中、その人たちが大学自治会では医学連の主導権をとったりして動いていくというのがあった。それから七〇年にも大学闘争のなかで、共産党系とそうではない部分での対立があったと思います。

しかし、早川先生の時代は、それよりももっと前だから、そのような明確な対抗的党派が存在しませんでした。なおかつ、言ってみれば「医療をちゃんとやればそれでええやん」という気持ちもあったと思うのです。そうしたなかで、共産党はかなりの部分は気に入らないけれど、国の金を使ってちゃんとした医療をやっていこうという部分については乗れる。そのように一定の距離感を持ちつつ、完全に離れることもなくやってきたというのが、早川先生の世代だったのかと思います。例えば若月俊一先生にしても、そういう部分があるのかもしれません。

早川　僕の教科書は、実は若月先生の臼田から佐久総合病院への歩みです。佐久総合病院は今年（二〇一四年）の三月に佐久市と一緒になって新しい病院をつくったそうですが、僕は今度の九月に見学に行こうと思っています。向こうの幹部の先生と議論してみたいと思っています。でも、「こんなきれいなものができあがったんだ」なんて、新しい設備を見たいわけではありません。救急医療のヘリコプターも飛ぶような大きな近代病院をつくったことが、本当に若月先生が夢に描いた医療だったのかどうか、聞いてみたいのです。

立岩　例えば鎌田さんとの対談でもおっしゃっていますが、若月さんが始めた頃、直接はお会いされていないんですよね。そのなかで、どのようにして若月さんの実践を知ることになったのでしょうか。

早川　それはもう、あの当時の病院をつくるときの模範と言いますか、教科書はまさに若月さんの「農民のなかへ、農民と共に」というやつでした。

立岩　ヴ・ナロードですね。

早川　あれにもう僕ら青年が痺れたんですよ。

立岩　とにかく若月さんが書かれたものを読まれて、それに感化されたという感じですか。

早川　どうして魅かれていったんだろうなあ。若月さんが「農夫症」と言うのだったら、僕は「西陣症」と真似して、西陣で働く人たちの病気があるはずと考えた。いや、病気というよりも症状群かな。

立岩　若月さんは少し違うけれど、「地域医療研究会」というグループもありましたね。この特集号（『現代思想』二〇一四年九月号「特集＝医者の世界――新しい医療との付き合い方」）には石井暎禧さんのインタビューも掲載されるようですが（石井・小松［2014］）、あのへんは六〇年安保世代で、反共産党のブントとして固まって、その人たちが六〇年と七〇年の時代を経て、各地域へ散らばっていくわけですが、早川先生ご自身はそうした政治的な分派はさほど気にせず、という感じだったのでしょうか。

早川　はい。つねに現場主義ですから。

立岩　そんなんどっちでもええわ、することしてれば、と。

早川　それよりも何よりも基本的に、「医療って何やろ?」と考える人間だったのです。それで行き着いたところが、〝ナトゥーラ・サナート、メディクス・クラート（Natura sanat, medicus curat）〟です。自然が治すのであって、医者は下から支えるだけである、ということですね。ヒポクラテスが言ったと言われていますが、これが医療の一番の基本です。

「呆け」という「風」

立岩　僕的にはそれと関係があることなのですが、先生の場合、かなり長いこと認知症の問題に取り組まれてきましたね。そしてその書き方に結構微妙なところがある。認知症者の周りにいる人たちは「この人、なんとかなってくれんかな」、あるいは「自分はああはなりたくない」と思ったりしますよね。早川先生の七、八〇年代の書きものは、とりわけ「いかにして呆けないか」ということを主たるテーマにしていらしたと思います。予防や治すということですね。そしてそれで大いに受けた。しかし、認知症にはなるべくしてなるというか、なっちゃったものはなっちゃったんだな、というところもあるわけです。先生の場合、一方で「認知症にならないため」とか「なったときのため」の話を説きながら、同時に「なるものはなるんだ」という話を組み合わせて全体のお話が成り立っているような気がするのです。なおかつ、以前だと「ならない方法」のほうにウェイトがかかっていたのが、二、三〇年経ってくるなかで、「なるものはなる」のほうに重心が移ってこられたのかなという気もするのですが、いかがでしょうか。

早川　外科医がアルツハイマーのような病気に取り組んでしまって三十数年が経ちました。もともとの出発点は往診です。あるとき、風邪を引いたというので往診に行ったら、襖に手をかけても開かない。よく見たら鍵が三ヶ所かかっている。そうしたら下から嫁さんが上がってきて、鍵を開けてくれた。そうしたら、垂れ流しのおばあちゃんがひっそり座っている。それを見て僕は「風」を感じたんです。「これがこれからの日本で問題になってくるものだ」と。例えば地震があって十数分後に津波が来るわけですが、「津波が来るぞー。逃げろー」と言った東北の古老のみなさんの声と同じような「風」を感じたのです。

なんぼ避けてもこういう時代が来る、逃げるしかない、と。

その「風」を受けて一番苦労しているのは本人と家族です。そのおばあちゃんの家族は、世間の目から隠して隠して隠し通してきたものを、風邪を引いてどうしても診てもらわなければならなくなったわけですね。これを隠さなくてもいいように、当たり前だというふうに、考えられるようになるには、まず家族の苦心と悩みを取り上げることです。その人と一緒に考え、涙を流し、苦労する。これが呆けの対策の基本と見たのです。

治してやるとか、よくしてやるとか、防いでやるとかではありません。「こうしたら呆けないで済むぞ」なんていう本が売れているようですが、そんなものではないのです。一緒に苦しみ、一緒に悲しむ。そのためには何が必要かといったら、組織です。そこで家族の人が主人公の「家族の会」をつくろうと思いました。それを取り上げたのが『京都新聞』で、京都駅近くの百貨店の七階を借り切ってくださって、高齢者何でも相談コーナーをつくってくれたのです。それが呆けの問題に取り組む最初でした。

立岩　それが七七年ですね。そして「呆け老人をかかえる家族の会」（現「認知症の人と家族の会」）の活動に入っていく（→一一六頁）。

「革新」の臨界

立岩　話は少し別のところに行きますが、実は最近、『現代思想』の連載から精神医療についての本を一冊まとめました（『造反有理——精神医療現代史へ』、立岩［2013b］）。そしてその後も続きを書いています（→立岩［2015b］）。ちょうど今は京都の十全会病院の話をしているところです。書かれたものをいろいろ読んでいくと、例えば三宅貴夫さんが京都にやって来たときに双岡の病院のすぐ近くに住まわれて、あの病院の様子を見たとき、「これではあかん」と感じ、家族の会と繋がっていったというようなことを書かれています（→一一六頁）。それはそうだろうなと思いつつ、同時に一九七〇年代から八〇年代にかけて、あるいは今でもそうかもしれませんが、総ベッド数三〇〇〇床という病院を京都が必要としてしまっているということもあるように思うのです。堀川にしても京都医師会にしても、何だかんだ言って蜷川虎三さんのときの革新市政に協力し合っていろいろなことを進めていったのだけれど、しかし例えば十全会の問題が起こったときには京都市・医師会は積極的に動かなかったと聞いています。それから、京都でも共産党や社会党の議員自体はかなり強く糾弾・批判をしたけれど、当の市長・知事レベルではなかなか動かなかったとも聞きます。もちろん、そういう現状だからこそ、在宅をやり、医療だけでなく福祉、とりわけデイケアをやり、というところに繋がっていくのだと思いますし、家族の会ができた所以でもあったでしょう。しかし同時に、ここ二、三〇年、京都という場所が精神病院、それも二〇〇〇床、三〇〇〇床という大きい病院にある意味頼らざるをえなかったということに対して、いわゆる革新医師会も革新自治体も十分に取り組んでこられなかったということになるのだろうかと思いながら、今連載を続けているのです。先生はそのへんに関して何かお考えはありませんか。

早川　双岡病院の東山サナトリウムの、二〇〇〇人、三〇〇〇人という規模の人たちを固めて面倒を見るというやり方ですね。京都は民主府政・民主市政と自ら称しておりながら、あんな中途半端な医療方針しか出せなかったし、収容型しか思い浮かべられなかったのですね。

そもそも民主府政・民主市政と言うけれど、何が民主府政で何が民主市政なのか、いまだによくわからない。競争のない世界がそれなのか、そもそもみんな平等ということが本当の革新かどうか、実は僕はまだ解決ができていないのです。これについては今後とも先生たちと一緒に勉強していきたいポイントの一つです。医療も民主と言うけれど、何が民主医療なのか。いまだにこれだというのが見当たらないし、わからないのです。

それよりももっと手前で、外科医ですから、やるべきことは治すこと、悪いところを切って捨てること、と思っていたのですが、結局長い人間の人生とお付き合いしてくると、治せずに老いを迎え、治せずに死ぬことばかりなのです。治すとか、僕は厚かましいものの考え方だと思います。であれば、「治らない」と言ったほうが正直ではないか、「治せない」と言ったほうが本当ではないか。それが怖くて言い切れないばかりに、「治してやる」、「治しましょう」、「この薬を飲んで、しばらく経過を見ましょう」と言って誤魔化しているのが今の医学の姿であるような気がします。「治らない」と言ったほうが本当ではないでしょうか。「老いは治らない」「死は避けることができない」とみんなが思ったとき、医療に頼らず、医者にも頼らず、自分の健康は自分で守る、己が終末を結論づけていくという、それぞれの生死のなかに仏を見つけていくような自覚こそ、本当のデモクラシーではないかと思います。僕らが中途半端に引き受けてしまっていたからこそ、支えきれないのに凭れられて辛抱しているような医療ではなかったかと、九一になってやっと自覚してきたというのが正直なところです。

治らない、治せない、ではどうするかといったら、一緒に泣こうよ、一緒に語ろうよ、一緒に悩もうよ、つねにあなたの側にいるよ、と、住民と一緒に歩いていくことしか僕らにはできないのではないかというのが僕の医療に対する基本的な考え方です。楽にしてあげることはできるかもしれませんが、治せないのですから。

立岩　堀川の顧問も一九九九年に辞められて、美山に数年いらっしゃったのも、今おっしゃられたようなことがバックにあるのだと思いますが、あそこは病院の立ち上げにひと段落つけられたということで戻られたということですか。

早川　はい。白峯と堀川の試みは住民参加・住民主体でしたが、美山のほうは行政と一緒になった新しい試みでした。

立岩　公設民営。

早川　そういう新しいことへトライしてみたのです。診療所ができ、今でもお年を召された先生が担当して守ってくださっています。やがて市町村合併を経ても、診療所を潰すことはできないというかたちで残っています。住民にとっては潰せない、必要なものである、ということがあそこを残させたのです。僕が辞めて一〇年くらい経ちますが、まだ残っているところを見ると、住民が守っているのだなあということがよくわかります。

立岩　そういった意味で、必要な基盤をつくれた、後継ぎもいる、だから自分は退く、と。

生きることとしての尊厳死

早川　先生、だから次なんや。九一になって何ができるか。九一になってできる医療って何だろうと考えたら、やっぱり聴くことです。そしてセカンドオピニオンになることです。白衣を脱ぎ、薬を捨て、検査を捨て、わらじまで脱いで、すべて脱ぎ去ったときに残ったものは何かといったら、聴診器と血圧計しかなかった。これだけでできる医療とは何かと考えたとき、患者の訴えをじーっと聴くことだったというわけです。これが九一になってこそできる医療ではないでしょうか。若いときには聴けませんでした。「わかってる、わかってる」と言って聞き流してしまっていた。今聴ける歳になったのです。

立岩　話を聴いてもらいに来られるのはどういう方々なのですか。

早川　世相が変わっていくのに合わせて、毎年毎日違うんです。今から四、五年前は医療に対する不信でした。医者は聴診器もあてててくれなければ検査もしてくれないで、薬を出すばかり。そこで「いつまで飲めばいいか」といったような質問が僕のところに来るのです。「主治医がおるんやから主治医に聴けや」と言うのですが、「そんなこと聴けない。聴いたら怖い顔しよる。『そんなこと知って何になんねん。任しとけばええんや』と言われた」と。

しかし、この頃は違ってきました。「長生きしすぎましたわなあ。はよぉ迎えこんかいなあ」とか、「死にたい」とか、「楽に死ねる方法はありませんか」とか、そういうものが増えました。

立岩　先ほどから何回か松田道雄さんのことに言及していますが、彼が辿った人生と早川先生が今なさっていることとを照らし合わせながら思うことがあります。松田さんは賢く非常に合理的な方で、七〇年代後半に一回安楽死が法制化されようとしたとき、「阻止する会」を組織して野間宏などと一緒に反対の立場に立つのですが、晩年になってその立場を変えられたことをどう考えたらよいのかということを、僕は考えてしまいます。死を尊厳を持って迎えるということには誰も反対はできないと思うのですが、実際に法案として出されているもの、あるいは法律化されようとしているものに関して言えば、非常に懐疑的というか、危ないと思っています。

早川　僕もそうです。

立岩　そのへんに関して、松田さんにしても鎌田實さんにしても、ちょっと構えが弱いような感じがします。それで心配しているところなのです。早川先生の場合、そこはすごく微妙な言い回しになっているのだけれど、とにかく人間というのは基本的に一〇〇になっても一一〇になっても生きたいものである、歳と関係なく生きたい気持ちはずっとある、だけど体のほうは結局は衰え滅んでいくから、生きたいだけ生きればいい、とりわけ人間一〇〇も過ぎると本当に「もういいや」と思うこととそれが実現してしまうこととが繋がって実際に起こるようなことであって、それまできちんと待ってあげればいい、とおっしゃっているのだと思います。

早川　話は尽きないけれど、明日（八月二日）の一四〇〇回目のラジオ（『早川一光のばんざい人間』KBS京都ラジオ、毎週土曜日午前六時一五分〜八時三〇分）の運びを先生に見てほしいなあ。そしてまたこうして勉強会を開いてほしい。

かつて僕自身が体の異変を感じて、「いつまでもマイクを持って立ってしゃべっているわけにはいかん。いつ倒れるかもしれん。KBSはどうするつもりや?」と聞いたら、局長も部長も誰も返事をしてくれない。それで「それじゃあ二〇〇〇回を目標にしよう!」と言いました。

立岩　週一回だから、あと六〇〇回ということは……一二年やればいいわけですね（笑）。

早川　そうしたらみんな「ええっー?」と驚くのではなくて、「それはええ!」と言ってくれるんです。それで「よし、そこまで覚悟してくれるんだったら二〇〇〇回まで一緒にやりましょう」と。それで「行き着くところまで行く姿を見せることが生きるということなのかなあ」と気がついたのがつい最近のことなんです。

安楽死も尊厳死も、生きることです。とことんまで生きること。人間が一番楽に死ぬ姿というのは、一〇〇歳を越え、一〇二、一〇三歳の死に方をずーっと見ていたら、本当に生きているのか死んでいるのかわからない。

立岩　いくつかのご本で書かれていますよね。死んだと思ったら帰ってきた、みたいな。

早川　あるおばあが「パン、半分食えや」と言うから一緒に食うてたら、さっきまで生きていたおばあが食うて死んでいた。それを見て「ああ、これが本当の安楽死や」と思いました。三途の川の幅が広いと渡るのに苦労しますが、一〇〇を越えると川幅が狭くなって一跨ぎしよるのよ。両岸に足をかけて跨いでいるのか向こうへ渡っているのかわからない。これは妙、妙技です。これが本当の尊厳死。「ああ、生きてたなあ」っていう。

仕掛けと人の継承

立岩　その手前の現実的な話に戻します。堀川病院ではいろいろなことがあって、苦労もなさったと思います。しかし実際には、あれくらいのサイズの病院は日本の医療のかなりの部分を占めていますよね。そのとき、これからのシステムとしての医療について、何かありましたらお願いします。

早川　診療所をつくり、総合病院をつくり、看護学校をつくり、としてきたのはまさに必要だからつくってきたというわけなのですが、そうしてつくったものが本当に残っていくかといったら、もう残骸しか残っていないのです。荒れ果てた古いお城を眺めるような気分です。「こんなはずではなかった」というのが本当の気持ちです。佐久病院の若月先生がもし生きておられたら、同じように、こんなはずではなかったと思われるのではないかと、ふと思います。

立岩　例えば堀川くらいのサイズの病院を考えたとき、今おっしゃったような現状があるとして、ではどうすれば今よりはましな状態にできるとお思いになりますか。

早川　先ほども言いましたが、今度佐久病院に行って幹部の先生たちとそのことを論議してみたいと思っています。若月先生と直接話をしたという職員は今、半分にも満たないのです。そういうふうに職員も変わっていくし、農業そのものも変わっていく。そうなれば疾患も変わってきます。若月先生が取り組んだ農夫症とは違ったものが生まれてきているように思えます。若月先生の本に出てくる農村なんてもうないでしょうし、世代ごとに農業のやり方も変わってくる。それにつれて医療も変わっていかなければならない。そのときそのときの衣を着ながら、惜しげもなく脱ぎ捨てていくのが進歩というものではないでしょうか。

どうすればうまくいくか、僕にはわからないし、これから勉強していきたいと思います。でも今度はシステム化という問題が出てくるのではないかという気がしています。本当に地域に根差した医療と、それを統合した近代的医療と、任務が分かれてくるようなシステムになっていくのではないでしょうか。国もそういうふうにしなければならないし、それに携わる医者ものの考え方から一致しないといけない。訪問看護がつまらない遅れた医療のように思うナースや介護士や地域住民がいたら、これは成り立たない。

立岩　先生が始めた頃には、いわゆる訪問や在宅には点数がつかないなかで、持ち出しでやっていた。だからこそ堀川がいろいろ苦難に遭遇したのだと思います。とはいえだんだん変わってきて、最近はまた引き締めムードになってきているとはいえ、少なくともここ一〇年、二〇年というあいだで見れば、在宅や訪問はそれなりに評価されるようになってきたというか、そうせざるをえないようなところに政策的にもなってきてはいる。それは普通の内科だけでなく、精神科も含めてそうなっているとは思います。つまり、引き締めに遭いつつも大きな流れとしては評価される方向にある。

早川　潰すわけにはいきませんものね。

立岩　もう一つ、いわゆる先端的・近代的なものも存在し続けるのだろうと思います。人間、長生きしたいですから。そうすると、そういったものと地域の診療所、訪問医療が並び立つあるいは結びつくようなかたちの見取り図は、立場が違っても共有されているように思います。加えれば、これは川島孝一郎さんがよくおっしゃっていることですが（→一五二頁）、病院には必要な機器があるけれども在宅診療では用意できないかというとそんなことはない。かなり高度なこともできてしまう。だから仕組みとしてはどうにかなるはずなんです。しかし、仕掛けができればそれで何でもできるという話ではないということも、今日伺った話でした。そこのところをどう見ていくのか。

一九四五年、そしてその後の時期、あるいは終戦前の時期にあった、少なからぬ部分の医師たちが割に合わないところに自らを投じていったということがあったし、先生はそのなかにいて先輩たちの薫陶を受けながら、自分で切り拓いてきた部分はあると思います。そういった部分は、現在の、あるいは今後の医療者たちに対してどういうふうに言っていきたいと思われていますか。言い換えると、早川先生たちの営みの継承が人のレベルでどういうふうに可能であるとお考えですか。

早川　医育教育に関心を持った時期が一〇年、二〇年ほどあります。滋賀医大の公衆衛生の先生に頼まれて、医学概論を担当したこともあります。医学部に入学したての学生を対象に、一時間話しました。先ほど申し上げたように、「医者が治すのではない、自然が治すのだ」と言いました。「医療というのはそんなにヒューマンでやれるものとは違うぞ。おしっこに行きたくても行けないときもあるし、メシ食いたくても食えんときもあるし、寝たいときに寝られんときもある。そのときに耐えられるようなものを持たないと医者になってはいけないよ」と。二〇年前は講義が終わると僕の周りを学生が囲んで、「先生のところへ行っていいですか」と言われて、僕の家で五人も一〇人も集まってセミナーみたいなことを開いていたこともありましたが、この頃は誰も来ません。試験科目でもなんでもない、教養の部門ですから。「何のために医者になるのか」と聞いても、「食いっぱぐれがないから」と。この特集で医師たちをもういっぺん揺さぶり倒してほしいね。そんなことで医者になられたら、患者はたまったものではない。

立岩　今ここに、冒頭に挙げた『思想としての「医学概論」』という本があるのですが、このなかで先生のことが紹介されています。ただしこれは医学部ではなく、慶応大学の経済学部で行われたものです。もちろん概論や医療倫理を学校でやれば済むという話では決してないとは思うのですが、ただそれなりの仕掛けがあれば、そして「少し本を読んで勉強しました」程度の医学者が兼業で講義を担当するといったいい加減な運営をしないのであれば、今よりはいくらかましになるのではないかと。

もう一つ、若月さんや鎌田さんと直接関係はないのですが、僕は松本の信州大学にいたことがあります。医学部の横で看護学生などを教える医療技術短期大学部の所属でした。医学部の授業はもっていなかったのですが、そこで医学部の学生とも付き合いがないわけでもなかった。彼ら・彼女らとしゃべると、そんなに見捨てたものでもないというか、そういう気もしたのです。もっとブランド力のある大学だと、研究者志向みたいなものが強くて、臨床に行くのはそこで負けたやつだというふうになってしまうのかもしれないけれど、信州大学くらいだとすごく特権的な存在というわけでもないし、そもそも自分についてそういう発想をしない。地域の病院でちゃんとした仕事ができるようになればいいなと自分で思っていて、妙な気負いはあまりない。

早川　こちらの姿勢と態度が若い学生に対してまだまだ大きいインパクトを持っているのですか。

立岩　僕と話をしたりする時点でいくらかバイアスはかかっていたかもしれません。ただ私の感じだと、地方国立の医学部の学生の多くはわりあいそんな感じではないかと。僕はそこで社会学・社会福祉学を教えていたのですが、社会学は国家試験には出ませんから、言ってみればレクリエーションみたいなものです。それはそれで楽しんでもらったらいいのかなと、僕は割り切っていたのですが、例えば倫理についてはレクリエーションでは困る部分もあるはずです。社会福祉についてのあまりの無知も困ります。それはそれできちんと教育のなかに組み込んでいくということは可能だろうし、必要でもあるでしょう。日本を離れればそれなりにできている部分もあるわけですし。

そして僕がいたような地方国立、今は独立行政法人ですが、そういうところで学生をたくさんとる、入試をそんなに難しくなくする、そして医者を供給過多にして、まともな医者を選べるようにするのがてっとり早いと、二〇年ぐらい前から言っています。まったく実現はしていませんけれども。ついでに加えると、過去の東大の医学部生にまだましな社会的働きをしていた人たちがいたのは、入学時点から理Ⅲ・医学部進学と仕分けられなかった時期があって、極端に入試が難しくはなく、その分多様な人が医学部にいたという事情もあったようです。

先生の世代だと今日お話なさったような立派な父たちがいたのでしょうが、そうしたかたちの世代間継承は残念ながら今はほとんど期待できない。むしろ医者の子が医者に、そういう階層の子が同じ階層にという固定の度合いをできるだけ小さくしたらよいのだろうと思います。

とにかく、現状がよい状態だとは思っていませんが、どうしようもないということでもないのではないかという気がします。ただ、今の若い学生たちは、先生のおっしゃったようなかつての西陣の、あるいは長野の田舎の厳しい状況のなかで、「何とかせねばいかん」

「救わねばいかん」というところから来ているわけではありません。そこまでシビアな状況から出発するわけではないけれど、しかし先生たちがやってきたことをどうやって引き継ぐかというあたりのことが大切なことなのだろうと思います。苦労せずに済むようになったということ自体は悪くないことですよね。そうすると、そういった深刻さや気負いがない人たちが、どういうかたちで前の世代が築き上げてきたものを引き継げるか。難しいけれどやりようがなくはないのではないかと、僕は思います。

早川　なるほど、先生は一縷の光をお感じになっているわけだ。

立岩　感じることに決めたんです（笑）。本当に感じられているかとは別に。

第3章

早川一光インタビューの後で

立岩真也

1　あった（らしい）こと・補遺

十全会病院／堀川病院

『現代思想』の特集（二〇一四年九月号・特集「医者の世界」）の企画で早川一光氏（一九二四〜）（1）にお話をうかがう機会を得た。今から七〇年前のことをじかにうかがって知ることを、ずいぶん前のことであるがゆえにというよりむしろ今でもなお語り難いことがあるという意味において、なかなか難しいものだと思った。わからないところも残った。そこで私が何かをわかっているわけではないのだが、その補遺のようなものを書くことにした（2）。

それは同じ雑誌の連載の二回分がもとになっている。その連載から近いところでは『造反有理――精神医療現代史へ』（立岩［2013b］）が出て、その刊行の後も精神医療に関して書いてきて、それも本になるはずだ（立岩［2015b］）。そこではとくに京都十全会病院をめぐる出来事についていくらかを書いてきた。

ここに記すことにも十全会（のようなもの）との関係はある。まず、その連載（→本）に記したように、早川らが設立と運営に関わった堀川病院に勤め、「呆け老人をかかえる家族の会」（現在は社団法人「認知症の人と家族の会」）を一緒に始める三宅貴夫（一九四五〜、八〇年から堀川病院勤務）は十全会二法人の三つの病院の一つである双岡病院の近くに住み、また京都の医療行政に関わり、そこに多くの高齢者が送られていることを知ったことがその会を始める一つのきっかけであったと記している（三宅［2012］）。そして一九七七年に京都新聞社社会福祉事業団が開設した「高齢者なんでも相談」で早川が担当していた「ボケ相談」のコーナー（cf. 早川［1979:256-257］等）を三宅が訪ね、相談の役を自らも受けることになり、そこで始めた家族の集まりが京都での集まりになり、そして全国組織になったという（三宅［1983］）（3）。

そして早川はその著書で、その活動にあたって京都の医師会や行政――京都では蜷川革新府政が長いこと続いた――と幾度もぶつかりもし、またその政策に翻弄される部分があったことを記しながらも、それらに支えられてきたことも記す。そして京都府・市の医師会は行政からの独立を強く主張しながら、同時にそれを強く支持する母体の一つでもあった（4）。そして、その京都の医師会や行政は十全会病院については及び腰であってきた（5）。そして、先述の三宅もまた早川も認知症の高齢者を精神病院に送ることに反対なのだが（6）、それでも、早川が関係する地域からもその病院に送られた人たちはいたはずである（加えれば七〇年前後からの――拙著の使った言葉では――「造反派」は、双方とつながりはなく非妥協的な立場にあって、あるいは立たされて、現実的な力を及ぼすことが困難だった（7））。

一九五〇年に設立された白峯診療所、それが発展して一九五八年に開設された堀川病院は先駆的な地域医療を実践したと言われ、住民主体の運営がなされたと言われる。同じ頃、一九五一年、五五年、六三年に十全会の三つの病院ができている。そしてその三病院の病床数は堀川病院の一〇倍を超える。後者の、明らかに悪辣であった病院について書いてきたのだったのだが（→立岩［2015b］）、両者をどのように並べて見たらよいのか。

両端に位置する二つは、共通する構造から、問題を抱えたり、また商売を繁盛させたりしたのでもあること、その上でなお、ある時代の理想像として語られる（いっときの）堀川病院の組織・運営の形態は、保険医療体制のもとでの採りうる一つの解であること、また、そのままにでないとしても使える方向を示していると考える。

そのことを述べるのは次節になるから、まず簡単にいくつか記しておく。堀川病院は当時の制度のもとで金が出ない在宅医療を行なった。従事者側からは反対論が出るが、住民側に押されて続ける。それは当然に経営を圧迫し従事者の仕事をきつくする。他方、老人医療費（のいわゆる自己負担分）が無料になると、高齢者が病床を占めるようになり、その対応に苦慮する。在宅療養を支援しつつ病院を出たり入ったりという間歇入院という仕組みを作るが、それも病院の都合で退院させられると利用者からの不評を買う。やがて無料化は撤回される。他方、入院日数の短縮政策とともに訪問医療・看護には一定の予算がつくようになり、いくらかのことは各地で行われるようになる。とすると、その病院は先導的でありながら、普通の病院になっていく。そんなことが起こったというまとめ方でよいか。そうでもない、もっと言えることがあると思っている。

出来高払いの保険医療体制といっても、もちろん何に点数がつくかは制度が決めている。一つにその改善は当たり前のことだが政策の水準でなされるほかない。それがうまくいかなければ、個々の努力・尽力はその個々に、とくに真面目にまともな仕事をしようとする側に困難を生じさせる。ここまでも当然のことだ。そしてその政策に関与する重要な部分は経営者側の勢力が強い場で議論されてはならないことが、利用者が主体であるといった一般論とは別に、この制度を維持しながら制御していくために一定の意味をもつ方策だと言えるはずである。例えば「病棟転換型居住系施設」（→立岩［2015b］＆HP）についての議論がどのような場でなされてきたか、それでどんなことになったかが、そのことを示している。業界は業界の利害を通そうとする。それが現実ではある。しかしその帰結が合理的でないなら、そうした勢力の影響力を弱くするのが一つに採るべき策となる。

次に個々の組織・病院について。よくない金の使い方、過剰・不要な医療を行うことを止める方法としてこれまで出されてきた案は、自己（家族）負担の増額と定額制の導入であり、とくに後者は全面的に否定される必要はないとしても、いずれにも問題が多い。基本的に出来高払いの公的保険医療体制(8)が維持されるべきだとした場合、個々の、そしてすべての病院の経営について、必ず利用者であるべきであるとは考えないが、その経営から経済的な利益を得ることのない人たちが実質的に経営に関与するようにすべきである。以上がこれから辿っていって言えることだと考えている。ただこのことをそのわけとともに述べるのは第2節でとなる。まず論じられず知られていない過去についていくらかを述べてから次に進む。

組織や運動には様々な人が関わり様々な思惑が絡む。語り難いことが語られるために時間のいることがある。そしてそうして時間が経つうちに本当にわからなくなることもある。それでうかがったのだが、まだかかるようだと思った(9)。

喧嘩もあり対立もあったのだが、まだ生きている人もいる、だから……、と早川は語った。幾度か流れるように語られる声が止まることがあったように思う。

すると一つに、残存する文字資料で固められることは固めていくことがやはり必要だ。まず著書を買い足した(↓参考文献一覧)。おもに早川の著書からの引用からなる、本章とほぼ同量の資料をＨＰに掲載した(↓「生存学」http://www.arsvi.com/→「早川一光」)。それはまったく安直なことだ。だが、彼の娘でもあり大学院生でもある西沢いづみは、古い資料・史料を集め当時あったことを調べ確認する仕事をしている(↓第4章＋参考文献一覧)。それは貴重で重要な作業である。私はとてもそうした本格的な調査研究を行なうことはできない。だが、いつもそのように思って書いているのだが、きっとこの後を続ける人がいるだろうから、いくらか参考になればよいと思い、以下記しておく。

終戦後・前

戦前からの医療に関わる運動や思想が戦後に引き継がれた。これについては西沢［2014］(改稿されて本書第4章)にいくつかの文献が紹介されており、いくらか研究はあるらしい。ここではごく一部について。

鎌田實（【39】――この【　】括弧内の数字は『造反有理』における頁――一九四八〜）(10)との対談で早川は次のように語っている。

早川　［……］〔早川が白峯診療所に関わり出した〕一九五〇年ころには社会運動をなさっていた先輩がたくさん復員して帰ってきてましして、いずこからともなく現れて（笑）、私たちに教えるわけですね。そして、「おまえ、あそこの診療所へ行け。おれはここだ」といった調子で決めていくわけです。そうやって学生運動を続けてきた連中が行った診療所が、京都における医療民主化の火付け役になっていますね。

もっとも、私たちがその民主化運動のパイオニアかというとそうではないんですよ。あの戦時中の厳しい統制のもとで民主的な医療をやってきた、いわゆるヒューマニストの先輩がいたんです。宗教的な見地から民主化運動を実践なさった先輩がいた。これが私たちの指針になりましたね。あの人たちがいなかったら、あんなにすんなりとはできなかったと思います。

鎌田　それは戦前から？

早川　戦争中ですね。亡くなられた松田道雄先生などは「結核というのは社会的な疾患である」と西陣の結核問題に取り組み、憲兵に目を付けられて一年ほど監獄に入れられている。そういう先輩が京都にはいたのですね。松田先生の実践や佐久病院の若月俊一先生の取り組み

――「農民と共に」ですね、これが私たちの指針だった。若月先生が農民のなかにというのだったら、私も町衆のなかにありたい。そんな気持ちで燃えに燃えていたわけです。

鎌田　先生が西陣へ出るときには、若月先生の信州での活動をご存じだったのですか。

早川　風の便りで聞いています。お会いしたことありませんでしたが、そういう先輩から学んでいますから。奈良とか大阪には、いわゆる無産主義者がいるわけです。同和地区などで活動しており、若い私たちは大きな影響を受けています（早川・鎌田［2001:140-143］）。

このたびのインタビューと合わせると、終戦直後四五年から五〇年の堀川病院の前身となる白峯診療所の設立頃までの間、京都にとどまっていた人たち、そして戻ってきた人たち、そしてそれらの人々の活動があったということのようだ。多くの人たちがいるが、私たちが知る（べき）人としては松田道雄（一九〇八～九八）がいる。また優生保護法制定や日本安楽死協会の設立に深く関わった太田典礼（一九〇〇～八五）がいる。ここではこちらに立ち入ることはできないのだが、これらの人についての挿話・記録から考えるべきことはいくつかある。その断片だけいくつか列挙しておく。

白峯診療所、そして堀川病院のある西陣地区には戦前から労働運動があり、京都には医療者の運動があった。西沢［2012］によれば、山本宣治（一九二八年に京都第二区選出の農民労働党の国会議員、二九年に刺殺される）の死後、三一年に水平運動が始まった場でもある左京区の養生地区に洛北診療所が作られる。無産者医療所の動きは各地に広がる。関西では三六年に『医療と社会』が刊行されるが特高による弾圧でその年の九月に廃刊となる（五〇年に関西医療民主化同盟により再刊）。その戦前の雑誌には松田道雄や太田典礼も文章を寄せているという。

松田は京都大学卒業後、中京区西ノ京の健康相談所、京都府衛生課結核予防係、和歌山県衛生課長といった仕事を経て、戦後大阪府の民間病院小児科に勤務、その後京都に（自由診療の＝健康保険を扱わない）診療所を開く。たしかに松田は戦前の運動に関わり、結核対策の部署に勤め、結核を社会問題として捉えた。ただ彼は共産党に入党すれば捕まり尋問に耐えることができないと考え、入党することはなく、戦前・戦中を過ごしたという。そして終戦の時も、治安維持法体制がなくなったから入党するのは安易だと考え入党することはしなかったという。ただ活動には加わる。しかし早くに党からは離れる。松田について唯一ではないにしてもその経歴を辿る山本崇記［2005］――それにしてもこのような人について他に研究論文の類がほぼないとはどういうことだろうと思う――によれば、松田はロシア語に堪能でソ連のことをよく知っていたこともあり、日本で最も早く戦前の共産党批判を行なったという。

松田自身は捕まっていない。ただ医療者たちの動きの関わりで捕まったことのある人は幾人もいた。例えば京都にいて洛北診療所の開設にも関わった太田典礼は治安維持法違反で逮捕されている。そして四六年に日本共産党公認で京都全府区で衆議院議員に立候補し落選、その後党を移っている(11)。また佐久総合病院院長を長く務め「農村医学」という言葉とともに知られている若月俊一（【34】・一九一〇〜二〇〇六）は、四四年一月、工場災害の研究などで共産主義の煽動をしたという嫌疑で、治安維持法違反により東京で逮捕され拘留される（若月［1994］［2010］、後者は若月の没後刊行された第二版だが、その再刊の事情の解説が加わっている以外の変更はない）。彼は党員ではなかった――スパイと思わしき人の勧誘で入党しかけて、すんでのところで入党→逮捕を逃れた――がこのときを含めて二度逮捕され、二度「転向」している。そして二度めに捕まって長く拘留された後佐久に移ったのは四五年、終戦直前のことだったから、早川らが終戦後時を経ずしてその活動を知った可能性はある。

これだけでもいくらか複雑ではある。「日本の平和と民主主義・革新統一をめざす京都の会（京都革新懇）」の機関紙には「私は戦時中は医学部時代かくれて部落の医療などに手を差しのべました。トラホームや結核などの対策で、社医研などは、アカと言われ憲兵がやってきました」（早川［2009］）とある。これは講演の要約で記録自体が不正確なのだと思う。今度のインタビューでも、戦前からの活動があったことを知ったのは、そして現場に出ていくのは終戦直後からのようだ。早川は終戦を大学三年生で迎えている。インタビューでのやりとりを含め、また自身の多くの本に書かれているように、早川の場合は終戦が転機だったのだろう。そしてその直後から一九四八年、一九五〇年のあいだに以前から思想をもち活動してきた人たちから教えられ、影響を受けていったのだろう（12）。

四五年から（すくなくともレッドパージまでの間）のことを米軍による占領・解放、民主主義の流れを受けたものとして考え振り返るか、戦前からあった運動を継承するものとみるか。早川は両方を語りながら、一日にして世界が変わったと言い、基本的には前者の見方をとる。すると書かれ語られた限りにおいては、「民主」が表に出て、革命の方向性を巡る選択や左翼運動の（その内部にもあった）暗い部分はあまり引きずらないことになる。そして後述するようにともかくきちんとした医療が提供できればよいと思い定めるなら、世界情勢を巡る争い等々は実質的にはその医療活動にはそう関係はない。政党としてもそんなところで使える部分を相手にわざわざ争う必要はない。医療が足りない状況下でそれを積極的に行なうなら選挙民からも支持されるだろう。そこでそこそこの関係は続きうる。

ただ早川本人が国際情勢や党の方針といったものをどれほど気にしていたかとは別に、白峯診療所から堀川病院へと至る過程は、政治・政党と民衆・地域といったものの間にあって、そう簡単にどちらがよいと言えないような部分があった。その病院の活動は党やその活動から距離をとるが、それには事情がある。そしてその病院の側も、その事情に関わる設立・運営方法を批判する側も、「民主」を言う。どちらにも相応の事情があり言えることがある。後述する。

太田典礼／松田道雄

これから述べたいことからはひとまず外れるのだが、この時期については検討されるべき様々な成分がある（文献や引用はＨＰを参照のこと）。太田典礼は優生思想・安楽死の唱道者・実践者として知られる。その主張と早川や松田の実践とは同じではない。しかしつながりはあった(13)。知られているように(知られるべきであるように)太田が安楽死是認論を『思想の科学』——なぜこの媒介だったのかも調べてよいだろう——に書いた文章(太田[1963])に対して松田から(だけ)激励の葉書があったと太田は記す(14)。太田らが一九七六年に設立した「日本安楽死協会」(後に改称して「日本尊厳死協会」)は七八年一一月に「末期医療の特別措置法案」を提出する。翌一二月「尊厳死法を阻止する会」はその法案に反対する声明を出す。松田はその発起人の一人となる。太田らはそれを批判する(15)。さらにその松田は、晩年の著書では安楽死・尊厳死を肯定しもする(cf. 立岩[2012b])。太田はまったく一貫しており、松田には振幅がある。ここではまずそれだけを記しておく(16)。

早川は白峯診療所のときから松田に来てもらっていたこと、金は払えなかったこと、医療技術について教わったり、外国語の文献を読む勉強会等もあったという(早川[1985a:222-223]等)。そして松田は堀川病院の顧問にもなっている。そしてその後とてもたくさんの著書を出す早川の最初の著書(早川[1979])の帯の裏には松田の文章がある。その全部を引用する(この本はたいへんたくさん読まれた。八〇年には第三四回毎日出版文化賞を受賞、八二年にはこの本を題材にしたNHKのドラマ『とおりゃんせ』が放映された(ドラマ人間模様、全五回、主演・田村高廣)。私の手元にあるもう一冊は九四年の第三二刷で、帯の裏は松田の文章ではなく、賞とドラマのことを知らせるものになっている)。

恍惚はもう恐ろしくない　松田道雄

早川さんは私の三十年来の同志である。彼は医者の立場より病人の立場を大切にした。それに感じて病人たちは拠金して、「自分たちの病院」をたてた。病院になっても早川さんは、往診をつづけ、ろうじの奥の病人とどこまでもつきあった。病人たちは老いた。あるものは恍惚になった。それでも早川さんは往診してつきあうことをやめなかった。この本は恍惚にある人間と、その知己との心の通信の記録として未踏の世界を明らかにしている。

既に早川の実践の基調が簡潔に記されている。そのあと出される早川の数十冊の本で繰り返される最も基本的なことが捉えられている。その早川は、「社会にめいわくをかけて長生きしているのも少なくない。ただ長生きしているから、めでたい、うやまえとする敬老会主義には賛成しかねる。［……］ドライないい方をすれば、もはや社会的に活動もできず、何の役にも立たなくなって生きているのは、社会的罪悪であり、その報いが、孤独である、と私は思う」（太田［1969:44,46］、数少ない太田論の一つである大谷［2005］に引用されている）と書く太田典礼とはまったく異なる場所にいる。両者の間の心情・信条の距離は大きい。

ただ、戦前から戦後、六〇年安保、それ以降、医療、地域医療に挺身し社会にものを言ってきた医療者たちの発言・実践をみていく時、ほぼすべて立派であると思いながら、ときに危うさを感じることはある。このことを本節の終わりに述べる。そしてそれは実は、このインタビューの補記全体で言いたいことにも関わっているはずだと思う。その前に、それ以前にあったことをいくらか追っておく。

党との距離に関わる事情

早川は五〇年の白峯診療所の開設について、当然のことながら幾度も記している。それが住民自身の力によって設立されたものであること、そして自分は京都府立医科大学の病院の廊下で診療所の開設を求める住民とすれちがった時、その診療所の医者になると言ってしまい、そこで決まったという。ただそれも一つの事実ではあったとして、既にその地域に入っていた人たちの介在があったことはインタビューでも話してくれた。いくらかの目的意識をもった運動・介入があったと捉える方がすなおである。先記した西沢の研究によれば、戦前の動きがあり、それが戦後再建されていったということのようだ。

もちろん当初は、とくに地方では、「アカ」だとされるならおおいに苦労することがある。このあたりは、そして共産党系に限らず種々の政治からいかに距離を置くかは、長野県・佐久で働いた若月がおおいに気を配ったところだった。京都は諸般の経緯があって共産党を支持する人たちが比較的多いところだが、堀川病院でも、一九六四年に不正受給が問題にされ報道され、それは誤認だったから抗議するといったことも起こる（早川［1980:113-120］）（ずっと後、民医連系の病院で倫理委員会が立ち上がり、私もしばらくその倫理委員をしていたことがあるのだが、その委員会の設置もそんなことに関係がなくはない(17)。

ただそれでも貧しく医療のない場は革新党が入っていく大きな場の一つになる。そこは「弱者」がいる場所であり、その人たちに直接に益になることをする限りにおいて、当初は警戒されるとしても、やがて熱心さが理解され腕があることが知られるのであれば、その場でやっていけることになる。組織を経営する側に関わったことも、従事する労働者の組織化に関わることもあり、また利用者の側の運動に関わることもあった(結核療養者を中心とする「患者運動」にもまたそうしたところがあった。だからそれを領導した側の資料だけを読むのではわからないことがある(18))。

だとして、それは仕掛けられたものであり民衆からのものでないと指摘することに意味があるかである。まず、よしあしは別として、下地があったという事実はそれとして捉えておいてよい。京都・西陣には戦前からの運動があったし、終戦直後からの再度の動きがあった。それはむろん医療者だけのものではない。組合や地域での活動家がいた。若月がよく言ったことを早川が幾度も記す「ヴ・ナロード」は人民の中へ、である。その若月はより多く「ともに」と言う。その通りだったとして、その佐久の病院での実践は若月らがいて起こったことは否定されない。私は現実はたいがいそういうものであると思うし、そのこと自体に問題があるとは考えない。仕掛けがあり、仕掛ける人がいて作られていった。そして、その反対物としての自発性や大衆を掲げる側も、まったくの無為を決め込むのでなければ結局はなにごとか煽動の類はする。問題は二つのいずれかといったところにはないはずだ。どんな事情がそこに絡んでいるかである。

わかっていることは、白峯診療所は「京都医療社会化同盟」ができ（四六年）、さらに五三年に結成される全国組織としての「全日本民主医療機関連合会（全日本民医連）」が作られていく動きにも関わったとともに、堀川病院（五八年開設）の設立・運営について党・民医連はそれに反対し、堀川病院は民医連を脱退することになったことだ（六一年）。こうした争いごとの多くがそうであるように、その経緯をめぐってはっきりとした発言は今のところ見当たらない。それは早川の著書では「民主医療」と（早川らの主張した）「民主的医療」との対比として語られるのだが（早川・鎌田［2001:142］等）、その二つがどう違うのか、よくはわからない。

ただ基本的には「上から」と「下から」という対置で捉えられている。党の方針が決まっていてその線に従うことを求める側と民衆の意見を大切にしようという古典的な対立の構図である。共産党（的なもの）に対してずっと繰り返されてきた批判がある。実際、なにか試みようとするとき、その現場で決めることができないのはたしかに煩わしく、嫌なことだ。そして対置されるのは「決め方」としての「民主主義」であり、運営主体としての「地域住民」である。そして堀川病院の理事は八対七で住民側代表が多く、そしてその診療所・病院は住民の出資によって設立されたものである。このことに間違いはない。

けれどその理事の八人は「学区」と呼ばれる地域組織——というべきなのか、あらゆるものに歴史のあるその京都という都市に存在する一言で言い難いものであるらしい（と萩原三義氏よりうかがった）——の代表者であったという。今回うかがったのは、その八人が近隣の七学区とそれ以外の地域からの代表一名という八人ということだ。

そして早川の著書で幾度か語られるのは、一人暮らしで生活保護・医療扶助を受けているおばあさんが多額の出資をしてくれたという話である。早川［1980:109-112］ではいくらがよいかと問われて三〇〇円と指を三本立てたら三〇万円が用意されていたという。また早川［1985a:219-220］ではその人が当時八二歳の山本こまさんだと書かれ指は二本で金額は二〇万円になっている。また、その人の死後（堀川病院で老衰で亡くなった）、親戚という人がその家を探して見つけた書類をもって現われ出資額をまるごと得て帰っていったという結末が前者では記される（後者では記されていない）。

そんな顛末だったとしても、これはまったくよい話だ。ただ全体としてそうしてどれだけが集まるかとなれば、それはまた別のことになる。実際には多くを出資した――そして寄付ではなく出資であることは当初からの決まりごとだった――人たちがいて成り立った。

西陣で複雑な工程の一部を担う多くの労働者――しかしかたちとしては自営業者とされ、なおいっそう困難な状態にあった人たち――が拠出したのだが、その「底辺」の人たちの金だけではたいへんだったはずである。開設のときもその後のそのときどきについてもやはり大きな傾向としては、金を出せる人は金をもっている人である。そして出資である限り、それはやがて回収されるはずの（すくなくとも回収されてよいはずの）ものであり、そのように捉える人たちも出てきた。そして税制上の問題の指摘があったこともあって、実際に出資金は返還され、その出資関係は解消されることにもなった。

となれば、その構成や設立・運営のされ方は「人民」(の利害)を代表するものでないと捉え、むしろそれを代理する側が主導するべきだと捉え、そう主張することはありうる。ここには、どちらが「正しい」方向であるかをそう簡単には決められない部分がある。

そしてこのように言われうるということは、そのままその病院が通るしかなかった道筋を示すものでもある。地域を基盤として組織を立ち上げ運営するなら、その地域には多様な人たちがいる。地域に様々がある中の一つとして、志を同じくする人たちが「結社」として発足させるのであれば、それですむこともあるが、地域に一つとなればそうはいかない。様々な人がいてその大多数とはいかないとしても一定の同意を得る必要はある。組織を設立したり運営したりするとき、当然のことながら種々の思想・好悪を有する人がいることは、その人たちの同意・支持をとりつけていくときに考えねばならない。例えばとにかく「アカ」が嫌いな人たちがいる。そして自己資金がなく、健康保険も不備な中で、そうした(いくらか金のある)人たちを取り込んだ方が最も医療を必要とする(金のない)人がより多く救われるはずだという判断があったかもしれない。

さらに具体的には、病院が政党と強いつながりをもつなら、政党への支持、選挙への支持が求められることになる。すくなくとも議会主義の路線を採る後では、選挙で議席を得ることが政党の政党としての目的となるのは当然で、そのように動くことになる。『造反有理』を書く一つのきっかけにもなった市田良彦と石井暎禧(【37】・一九三七〜)の対談の本(市田・石井[2010])でも、石井は党に関わりがある病院を、選挙運動をやっている以外は他と変わらないとこきおろすのだが、現在の保険医療体制のもとで、しかも他に金を取らないでやっていこうというのであれば、それはたしかに各地に散在する真面目な地味な病院で、選挙の時に——今はたぶんそれほどでもないと思うのだが——その政治的出自がわかるといったものになる。

しかし、実際にすくなくとも国政の水準において共産党が影響力を行使することはほとんどなかったのだが、それでも、あるいはだからこそ政治の変革が目指され、それが必要だとされる。そしてこれから記していくように、事態の改善が一つの病院、地域にある組織だけで実現されることではなく、しかしそれを実現させようということになり、そのために合法的な手順を踏むということになれば、選挙へ、ということにはなる。実際には行政の水準で多くは決まるのであり、その水準への働きの方が効果的だという（例えば石井暎禧の）指摘に現実性があることを認めたうえでなお、筋としてはそうなる。ならざるをえないことになる。

こうして、下地があって始まったもののうち、政党につながる部分について、そこから離れていく事情と、そこにとどまろうとする動きの双方がある。どちちかが自明に正しいということにはならない。ここまでを述べた。次にこうして分かれていく軸とともに、実際にはさほどの衝突は生じないまま過ぎてきたことを述べる。分かれているようで分かれていない、すっきりしない組立ての話になってしまうが、実際はそのように推移してきた。そのことをいったん押さえておく必要はあると思う。

だが大きな分岐にはならない

六〇年安保闘争とその前後において、共産党の方針に従うことができずそこから別れてできた共産主義者同盟（ブント）が大学医学部の組織に影響力を行使できた時代がいくらかあり、その流れをくむ人たちのいくらかが「地域医療」の方に行ったことを『造反有理』の第1章1・2節で述べた。

そこではむろん資本主義や帝国主義等々について様々が言われ争われたのではある。ただ、その対立の大きさあるいは不毛さと別に、ここで見ているような人たちの現場が医療の現場であるかぎりにおいて、その仕事自体について、基本的に目指すべきとされているものはそうは変わらない。医療が足りないところ、医療を得にくい貧しい人が多いところで医療を提供することである。

六〇年安保前後からの分派の時代の前にいる早川たちはその新しい方に付くことにもならない。なによりそれは、六〇年代前後長らく実際の運動としては「医学連」【35・339】といった組織において大学の医学生を組織化する程度のことしかしなかったのだから、現実の医療実践、それに関わる政治の場ではたいした役には立たない(19)。他方、党にとっては早川が端から言うことをきく人ではないことを知っていても、票になることは確実だと思われるから早川を共産党公認の市議会議員候補とするといったことはする。早川の側は、政治的思想的な分岐・対立をさほど深刻に受け止めないのであれば、党の候補として選挙に出て、そして実際にトップ当選する（一九五七年）。そして西沢［2014］（→本書第4章）によると一九六三年に党を離党する。

それ以後、まがりなりにも医療保険制度は整備され、そして地域や在宅は誰もが肯定することになり、そして順調とはいかないまでもそれにいくらかの保険点数がつき、金が下りるようになっていく。

政党との関係をはっきりさせ続ける系列の病院はいったん別として、若月・早川といった程度の共産党との関係を有する／有さない人たちと六〇年安保ブントの前後に党に反対した側は、それなりにという以上に、仲良くやっているように見える。例えば地域医療に貢献した人に贈られる若月賞——その「若月」はもちろん若月俊一だ——という賞があるのだが、早川はその第五回めの受賞者であり、黒岩卓夫（→次項）は二〇〇四年・第一三回の受賞者である【362】。ちなみに第一回の受賞者は浜田晋（【71】・一九二六〜二〇一〇）。六〇年とその前後、七〇年とその前後においては立場を異にした人たちが受賞している。

そして石井たちが始めた「地域医療研究会」からできた分科会が発展して「在宅ケアを支える診療所・市民全国ネットワーク」【358】ができて存続している(20)。その「政治的」な起源を知っている人は、今はその創始に関わったわずかな人たちしかいないはずだ。

変化は後で起こる

こうしてがんばってきた人たちは立派である、と思いながら、ときに危うさを感じることはある、と述べた。一つに医療を進めていくべきことと、同時に一つ、あるところでその医療という営為も終わりになること、それらはその通りのことではあるのだが、しかしそのようにすんなり運ぶ話についての猜疑心が少なめである印象を受ける。

早川の後の世代、六〇年安保闘争、共産主義者同盟（ブント）に関わり、そして「地域医療」の方に行った黒岩卓夫（【37】・一九三七〜、ゆきぐに大和総合病院院長などを務める）といった人たちにしても、諏訪中央病院の院長を務める鎌田實の著書などからもそのようなことを感じることは『造反有理』でも述べた。先記した「在宅ケアを支える診療所・市民全国ネットワーク」の全国大会で講演させてもらった折、その様子を見聞きして思ったことを拙著に記してもいる【39】（21）。

医療はまずなされるべきことであるとされる。それは貧弱な医療体制のもとで当然のことである。それはときに地域で一斉に検診やら予防策やらを進めた方がよいこともあるだろう。ただ、そうでないこともあるかもしれない。他方、もう医療にできないことと判断される状態になると、その限界を言う。こうして医療を行ない、進め、そして自分たちの加減で手を引くこともする。そしてそれは今どきの、本人の希望をかなえるであるとか自然な死を迎えるといった流れと調和的でもある。社会のあり方を批判してきた人たちがその社会にすんなり受け入れられることになる（22）。

そこに一部の変化が起きるのは七〇年前後、以降の病者・障害者運動に接した人たちにおいてだったように私は思う。『造反有理』（立岩［2013b］）の続篇にあたる本（立岩［2015b］）になった部分の前に書いた二回、そして本になった部分が終わって再開した「生の現代のために」（立岩［2013-］）はこんなことも考えようと書かれ始めた。続きはそこで続ける（23）。ただもし今述べたように言えるとするなら、それは（立派な）医療者とは異なった存在がその場・実践に入りこむこと介入することに意義があること――それが次節に述べることだ――を示している。そのようにここまでのすっきりしない話は後につながっている。

早川

より古い世代に属することになる早川はすこし異なるように思われる。

早川の多くの講演や著書は、一方で今で言う認知症を老いていく過程において普通のあたり前のことであることを説くとともに、字を読むとか笑うといった「予防法」を説くことにおいて多くの聴衆・読者を得たのでもある。なかを読むと、多くの部分では別のことが書いてあるのだが、タイトルは「防ぐ」という方角のものが多い。『ボケてたまるか！』、『ぼけない方法教えます』、『ほうけてたまるか』、『ボケないひけつ教えます』、等（↓参考文献一覧）。私はその現実にあるまたこれから開発されるという治療や予防の方法が実際にまた原理的にどの程度有効かという水準における疑義はいくらかあるけれど、またそのために費やす労力やそこに投入される気合いを差し引いて考えることが必要だと思うけれど（→立岩［2015b］）、認知症を予防したりなおしたりすることについて否定的ではない。

そしてぼけないための心がまえや工夫を説く早川は、同時に、なるものはなることを言い、力を抜くことを言う。時間もあり余力もある高齢者が、なるときはなると思いながら、養生――『大養生の作法』（早川［2007］）という本がある――に励むのはわるくない。

呆けは治りにくいし、又、たとえ治らないでもよろしい。呆けることが安楽死ですもの。／［……］自分が死ぬことをわからずに死んでいくこと、これは自然の安楽死。薬を一服もることは安楽死でもなんでもない。自然はちゃんと安楽死を用意してくれています。それは生きぬくことです。［……］あれが安楽死なんです（吉沢・早川［1982:199］、早川の発言）。

こうした発言・文章は幾度も繰り返される。

寿命いっぱい生きてきて、だんだんもの忘れがすすんで、最高に親しい人も忘れて、自分の死ぬのもわからない、そういう死にかたが、ぼくは安楽死だと思いますね（早川［1984：111］）。

楽に死ぬということは、それは、出来ません。人間は一分でも一秒でも生きるように創られています。生きようとする力——死んでたまるか——という力が〝いのち〟（生命力）です。死がすぐそこまで来ても、全力をあげてそれに抗います。だから、苦しいんです。その苦しみからのがれようとするから、苦しむんです。だから、死んだら楽になるんで、楽に死ぬといっても無理なことです。／たくさんの患者さんの生き死に立ち合ってきて、肩で息をし、小鼻を動かし、下顎を古ぼけた機関車のように激しく動かし、汗をたらし、歯をくいしばって呼吸を止めたとき、〝うんこれで患者さんは楽になったんだな〟と思う（早川［1991:208,209］）（24）。

地域医療の先駆者である早川は、地域医療を進め改革を掲げてきた人たちと、すこし、微妙に異なるように思われる。なぜかと問うても仕方がないのかもしれない。ただ、五〇年頃から京都の街中で往診をするなかで、それほど素直ではない年とった人たちにつきあってきたことが関わっているのかもしれない。明らかに立派な人であった松田道雄は、立派であるがゆえに、晩年、引き際をさっぱりきちんとしようとする本を書いたのだが、九〇歳を超えた早川は、多くの老いた人たちとつきあってきて、捉えたと思った実相を、さらに自らに訪れる自らのこととして辿ることになるのだと思う。

本節ではまずは事実の断片のいくつかを提示しようとした。それらは散乱していくようでもあり、また結局は、様々がそうは違わないという話になるようでもあり、すると、ことの経緯から受け取るものは今はさほどないということになるだろうか。私はそうでもないと思う。第2節ではそのことを述べる。

2　何を継げるか

成功と苦難とは同じところから発している

早川は堀川病院で長く働いた。五八年の開設時に副院長。院長兼理事長を経て、八四年に顧問。九九年に顧問も辞任してこの病院から離れた直接のきっかけは、院外処方――薬剤を病院外の薬局で出すようにすること――の実施が理事会を経ずに決定されたことにあったという。ただそれはそれとして大きな問題だとしても、それだけのことであるとは思われない。それ以前・以外に様々があったはずである。政党との関係がどうであったか等よりも大切なことは、このようなできごとをどう考えるかだと思う。

早川らが関わった白峯診療所・堀川病院が苦労してやってきたことがある。その苦労については様々に書かれている。設備面については一定の設備・機器が整わないと医師たちが来てくれないということがあったという。そしてそうした設備が必要であることは早川もまた認めている。

そして六四年前後、仕事が増え経営的にもわりにあわないということで往診をやめたいという声が病院内からあがったという。このときには住民側理事の反対で続行することになった。

そして一つには、七〇年代前半、自治体から始まり全国的に（いっとき）実施された高齢者医療の無料化があり、堀川病院では入院患者の三割が七〇歳以上になったという。このときには堀川病院は在宅医療の充実を進め、病院を行ったり来たりできるようにするという「間歇入院」という仕掛けを作って使うことによって、それがどの程度実施され、どの程度成功したと言えるのかについては検討が必要だろうが、それで乗りきったとされる。ただこの時にも、病院側の都合で退院させられてしまうと、住民・利用者の側からの不満は大きかったという。

その病院は今は普通の病院になっているらしい。そして十全会の方がより大きな「需要」に応えたことになる。それはおおいに批判されたが、駆逐はされなかった。たぶん以前よりはよくなったのだろうと思うが、今もある。そして十全会が繁盛したのも、かつての堀川病院がつねに困難を抱えながら運営されたのも、同じところから出ていると私は考える。なぜこのように言えるのかを述べる。次に、だとして、どうしたものかを述べる。

苦労させたり繁盛させた要因は大きくは二つある。第一には、医療に需要があったこと、むしろ正確には、医療・病院の側に対して偏って資源（保険料・税）の供給がなされ、その結果、需要がそこに向かわざるをえない仕組みが作られたことである。とくに高齢者（の関係者）の行き先としての需要があった。もちろん寿命が延び出生率が時期によって異なることもあり、高齢者の数が増えた（増えている）という要因はある。けれども、病院にかける金／それ以外にかける金が違い、高齢者がいる場所として自宅や福祉施設よりも病院にいることの方が個別には負担が少ない仕組みが、いっとき、できてしまった。例えば往診は収入にならなかったから、それは無理しやせ我慢してそれを行なうところに限られるようになった。堀川病院では一九六四年前後に病院側から往診をやめたいという声があがったが、八対七で多数になれるように決められて始まったその病院の住民側理事の反対で続行された。

そして七〇年代前半、高齢者医療が自治体から始まり国の制度としてもしばらく「無料化」されると、病院は入院を積極的にあるいは仕方なく受け入れることになった。堀川病院も受け入れたが、すると新しい人が入ることが難しくなって不評だった。それで様子を見ながら出たりまた入院したりという「間歇入院」という仕組みで対応したが、それはそれで、いたい人が出させられるのだから、やはり不評を買ったのでもあった(25)。他方、十全会はその需要に大規模に積極的に応えた。家族がもたなくなった人、行政の側が対処に困った一人暮らしの人や生活保護の受給者を含む精神障害者・高齢者の受け入れ先になった。だからその組織に対して行政側も医療の側も強く出られなかったということがあった。

それはまったく具体的で切実なことで、かろうじて医療には金がつくが、往診・在宅医療に公的医療保険の点数（ざっとその一〇倍の金が収入になる）がつかない、少ないといったことであった。病院に入院する以外の生活が困難であることに原因があることはわかっていたし、だからいろいろと、無理を承知で、がんばったのでもある。それは一人の経営者によっては実現されず、住民側理事の圧力があって可能になったのであり、しばらく、困難だったが継続された。

そして第二には、今記した仕組みと、より多くを提供したりそのように偽ったりすることによって益を得ることができて、その部分が膨張したこと、その限りにおいてよくないことをしたところの方が有利になったということ、そうして利益を得られるような構造になっている。当時からの（現在にいたる）制度のもとで、利益を重視する経営者にとっての利益があった。十全会は積極的に入院者を受け入れたが、すべてを受け入れたわけではない。ベッドに抑えつけたが、それでも抑えることのできない人は病院から出したり病院に受け入れなかったりした。その部分は他が引き受けることになり、引き受けた施設はより苦労することになった。十全会は合理的な方法をとったとも言える。

基本的な仕組み

こうした動きをみていくことによって、そこで具体的に問題になったことを辿っていくことによって、組織の内外の構成の仕方について示唆を得ることができると思う。

いまみたところでは、問題は、一つ、とくに何にどれだけの金をかけるのかという制度がどのようなもので何に規定されているか、それをどう評価するか、どうしていくかということである。そしてもう一つ、その仕組みを受けて主要には供給側に存在してしまうよくない傾向をどのようにして制御するかである。

その前に、作られていった仕組みがよくないと言うとして、何と比べてそう言うか。そして結局基本的にどんなものを採用するか。一つ保険医療体制について、医療を行なう側にとっては保険の対象になり点数がつくものつかないものが定められているために、自由に自分がよいと思うことができないということがあった。早川もそのことを記している。

今までのような、医師ひとりひとりの特技、治療に対する方針はだんだんと認められなくなって、型にはめられた通り一ぺんの治療を余儀なくさせられる。／これは医師にとっては「苦痛」であった。［……］まして、往診は何キロまではいくら、診察料何時まではなんぼ、この薬は何グラムまでこれだけと報酬がきめられれば、好むと好まざるとに拘らず、収入の少ない医療行為はしなくなり、労力の多くかかって保険の評価の少ないことは避けようとする（早川［1980:110-111］）。

けれども、代わりに、利用者と提供者の間で直接に交渉し金をやりとりするというかたちをとるなら、自分で各人が十分な金をもっているか、そして／あるいは医療者が十分に（金のない人からは金をとらないという意味で）良心的である場合以外にはうまくはいかない。

白峯診療所は住民の出資でできた。設立と日々の運営は別のことで、その小さな診療所を作ること自体にそう大きな額はいらないとして、診療にも料金をとらなかったこともあった。早川もひどく貧乏して自身が生活保護の医療扶助を受けたことがあるという（中里［1982:197］）。ただそれでそう長くはやっていけない。また規模が拡大していって他の人を雇うということになれば、そうはいかない。右の引用の直後の部分で、早川も「医師も人。医者も労働者。生きていく権利があり、休む権利があるとなる」（早川［1980:110-111］）と言う。そしてここでは「仕方のないこと」という言い方になっているが、もちろん他の箇所では、より積極的に「身をきるような、そんな仕事では長続きはしません」（早川［1983a:194］）とも言う。医療者側ががんばるべきだという信念がある。さらに住民側からの要求があってがんばる、がんばらざるをえないことにもなる。しかしそれはなかなか辛いことではある(26)。

そして小さい診療所ならともかく、病院を作り大きくし設備を整えるのなら金もかかる。堀川病院は出資を募った。ただそのときどきに自分が医療に使う費用を出すだけでもずいぶんになることがある。多くもつ人が多くを出すことは、ないではないとしても、なかなか難しい。そして出資・投資のようなものとして提供されるなら、利益が出た方がよいということになる。

そこでなんらかの「公費負担」が求められる。前節でふれた松田道雄（→一二三頁）は自分の医院で自由診療を行なったが(27)、彼にしても、医療保険制度があったうえで、自分のところはその外でやっていこうと考えたのだろう。早川の言う「自分の体は自分で守る」にしても、それはまず健康管理を自身たちで行なおうという主張だった。体を守る金を自分でということではない。

制度の不自由を言いながらも、基本的に公費負担が支持される。批判はその制度の不備・不足に向かうことになる(28)。自由が大切であるとは言いつつ、それはつまり自分たちが望むものに金が出ないことに対する批判になる。もう長く、あるいは最初から、制度を守る必要にせまられ、その危機を感じるから、この制度への原則的な批判はなされない。基本的には護られ改善されていくべきものとされる。

ただ「医療の社会化」「民主(的)医療」とは何だったのか。まったく一様というわけではない。例えば、今ではほとんど誰もそんなことを言わないが、病院・医院をすべて公営にしてしまい、医療者を公務員にしてしまおうという主張もあった。東京大学の医学部闘争から始まる闘争を支持した人として、また種々の薬の無益・有害を説いた人として知られる高橋晄正(一九一八~二〇〇四)は一九七〇年代になってもそう主張している(高橋[1969][1970])(29)。この人たちにとっては、医療の社会化とは医師をみな公務員にすることを意味した。この方向の話は今や考えられない話になってしまっているが、ある時期のある人たちにとってはそうだった。

実際にはその方向にはまったく行かなかった。そして国立を含む公立の病院にしても、保険医療体制のもとで医療を行い、そこで赤字が出る場合に税で補填するという具合に運営されてきた。そして、その補填がある限りにおいて民間よりよい、あるいは民間が参入しないところに設置できるといったことはあった。ただ、その補填が昨今なかなか困難になっており、そのためもあって、差額ベッドなどの収入を得て経営される病院よりむしろ見劣りがするといったことにもなっている。精神病院についても、長らく公立病院を増やすべきであるという主張はなされてきた。しかし実際に公立がとくによかったわけではない。ただそれは公立・公営に対する基本的な反対にはならない。よくないならもっとよくすればよいと言うことはできるからだ。

基本的な論点は、公立・公営病院があることや増えることに反対はしないとしてもあるいは賛成するとしても、民営を認めないかである。認めないことは多くの人たちによって支持されないはずだ。「自由」を大切にしようという早川たちにしてもその方向には賛成しないだろう。民間については保険外の自由診療機関としてだけ認めることも支持されないだろう。すると結局民営のものも認めることになり、認めるべきであるということになる。

この場合にどのような支払いのかたちをとるか。公営なら予算全般についても、例えば一定の人口について一定の規模の病院を配置し、それにおおざっぱに予算の見当をたてて金をおろすというやり方もある。一地域に一つというように決めてしまえば、単純に人数に掛け算をするというやり方も可能ではあろう。ただ地域に複数の供給機関があることを認めるとして――認めるべきだろう――、個々に行なうことがかなり異なってくる場合には、この方法もとれそうにない。

となると結局仕事に応じた支払いを認める、今の診療報酬制のようなものを認めることになる(30)。すると、それをどこかが決めるかということになる。最終的には政治的決定ということになるだろう。それは問題を残すことになる。というか前項にみた問題を生じさせたもの（の相当に大きな部分）を認めるということである。ここから議論を進めるしかないということになる(31)。

ただその上で確認しておくと、公営には他の面があり、可能性がある。一つ、すくなくともここで人件費は、同様の職種の相場を考慮しつつではあるが、組織の理事会によってというのでなく別途定められることになる。それだけでもこれにいくらかの意味はある。

そして金にも設立（や施設）のための金と日々の運営における収入・支出とは分けられる。ここでは主には毎日なされていることについて考えているのだが、設立についてもすこし確認しておく。白峯診療所・堀川病院（の当初）は住民から資金を調達した。まず他に手段がなかったからだが、負担者であるから、その組織に責任と権利の意識を有するようになることはたしかにあり、そのことも主張された。ただ負担できない人もいる。ではその人は口をはさめないことになってよいのか。よくはないだろう。実際影響力を行使できるほどの金は多くの人が普通に払える額ではない。他方、額と関係なく権限を与えるなら、そもそも負担と権限とを関連させる必要もない。そして堀川病院への出資金は出資者に全額返されることになる。それには税金の問題があったとも言われる。住民の出資がなくなることで住民と病院とのつながりがなくなったという捉え方もできよう。しかし出資なら利子が得られる貯金のようなものと考えられることもあるし、実際そんなこともあったという。するとその運営は望ましい方向に行くとは限らないことになる(32)。他方寄付として資金提供できる人がそう多くいるとは思われない。金のある人は、自分のためということなら、高い料金を払えばそれですむ。

一九九八年から二〇〇二年にかけて早川が関わったのは京都美山町の公設民営という形態の美

山診療所だった（早川［2004a］［2004b］）。すくなくとも一定の規模とそのための資金が求められる病院については、公設はやはり有効な形の一つということになる。そしてそれは、美山診療所のようなかたちの「民営」も含め、後に述べる人に対する支払い方をより妥当なものにするためにも使える方途ではある——ただそれだけで人が確保できるとは限らず、むしろ困難になることはあり(33)、そのことをどうするかについても後述する。

支払う制度の方向について

次にここで主要に考えようと思う日々供給されるものについて。大きく二つあるとした一番目、何にどれだけを支出するのか。これは大きな問題であるとともに、とても具体的な問題でもある。実績に応じて払うと言っても、どのような実績にどれだけを払うかは問題になる。単価の設定はせざるをえない。医療保険であれば結局はごく具体的な点数の決定にも関わり、どのような領域・仕事にどれだけかけるかという問題である。

これについて、どのような基準で考えるかという問題と、どのような決め方をするのかという問題と、二つに分けることができる。

前者から。ここでは細かいことを言うことはできないが、基本的な方向については言える。

在宅での生活の援助にそれに見合う金が出ないようになっていた。また病院以外の場所がないとき、病院が選ばれるのも当然のことだった。それで十全会——はかなりの自己（家族）負担を求めたのだが――のような精神病院・老人病院に多数の人が集まったのでもある。他にないから、ないことを理由に、そこに流れてくる、また流していくことになる。それでも別の形態の供給を維持していこうとすれば、その経営はより困難になる。これは基本的に個別の組織・病院によってどうかなることではない。

条件を保障しなければ人が流出してしまう。あるいは入ってこない。そのために「普通の病院」になるということになる。まともなことよいことを単独で行なおうとすると、無理がかかる。そこで苦闘していた人たちはもちろんわかっていたのだが、それは制度の問題である。まともな仕事をしているところが損をせずにやっていけるようにすることである。このこともまたはっきりしている。

様々なものの堆積が現在を作っているから、それを変更することは困難なように思える。そもそもの総額の設定が問題だということは確かに大きくあるが、この「偏り」を単純に社会的要請とみることはできない。非合理的だからだ。たしかにこの人は手におえないと思い、どうにかなってほしい、よそに行ってほしいと思うことはある。しかしその行き場が劣悪であることを歓迎していることはそうはない。費用負担のことはあるが、すくなくともそれがそれほどでもなければ、また自らも将来そこに行くことになる可能性はあるのだから、まともな処遇を受けられた方がよいと多くの人は思うだろう。

常に医療、入院という対応が必要なわけではない。同じものを提供することができるのにあるいはよりよいものを提供することができるのに、しかも費用がより多くかかわるわけでないのにそうしないことは、普通の意味の合理性を考えてもよくはない。そうしたところからの変化は起こりうる。

それと同時に、病院を含む施設では容積が足りないから、また人手を用意できないからとして、そして家族をあてにして、つまりはかかる金（の増大）を抑えようとして「在宅」への方角が示される。

こうして「先駆的」であった実践も、それ自体はわるいことではないが、普通のことになった。そこには今記した二つが込みになっている。そうして政策として「地域」だとか「在宅」にいくらか金がまわるようになった。「地域移行」だとか「医療から福祉へ」といった標語が用いられるようになった。

そんな具合でこの数十年起こってきたことは、もう誰もが知っているように、「削減」と「生活」の両方が絡まって存在している。一つ、制度のもとでいくらかのことはできるようになった。と同時に、それは膨張を抑えようとするものだった。両者は一つにまとめられてしまうからいささか複雑である。体制に対抗して別のものを提示してきたのに、それが取り込まれているように見える。実際そのような現実が生じる。だから事態が複雑に見える。

しかし基本は単純なことである。第一に、より気持ちのよい場所にいられるのがよい。いたい場所が病院ではないのであれば、けれど同時に医療が（医療も）必要であれば、できるだけいたい場所でそれを受け取れるようにすればよい。そのことは、まず技術的には、やはり『現代思想』特集「医者の世界」に文章（川島［2014］、他に川島［2008］）等）を書いている川島孝一郎がずっと言ってきて自ら行なってきたように、かなり可能なことである。在宅での医療や医療以外のものが提供されるようにすればよいということになる。実現可能な課題をどのように実現していくかというだけのことである。それを実現する方向に金を使うのがよい。

それが需要の増大・費用の増大によってできないのだとされる。だが、ここではもう言わないが、そんなことはない（立岩［2006］Ⅳ「不足について」等）。

支払う制度の決め方について

次に決め方について。とくにこの国では、多くが審議会・専門委員会といったところで、あるいはそれ以前に方向が官庁で事実上方向づけられていることが多い。それがさらに全体の予算に関わる官庁によって制約される。するとそれなりに熱心ではある官庁を動かすことの方が有効であることはある。しかしその上でも、政治的に決まることは最終的には議会で議決されることになっている。

こうした様々な場で働く政治に熱心であってきたのは業界団体だ。精神医療の領域では日本精神科病院協会（日精協）といった団体があって熱心に活動していることを『現代思想』連載の第九九回（二〇一三年一二月号）で少し紹介した（→立岩［2015b］）。そうした団体で「造反側」が主導権をとれなかったことを石井暎禧が指摘し批判している（立岩［2013:43］）。それはその通りではあった。数的な少数派が必ず組織の主導権をとれないわけではない。ただとくに精神病院はその成り立ちとしてより営利的な色彩が強かった。そうした病院が多いその全国組織で力をもつのは難しかった。そして『現代思想』連載（→立岩［2015b］）で紹介した「病棟転換型居住系施設」に関わる議論（の場の構成）に見られるように、そうした業界団体は政策の決定過程における影響力を行使し続けている。しかしそれを変更することは不可能ではない。

述べたように、また後でも繰り返し述べるように、業界は生活しその業界の人たちの仕事をときに必要とする者たちと別の利害でその仕事の領分を維持したり拡大しようしたりする。そこが大きな影響力をもつこと現にもっていることは、まったく間違っている。これはよく言われる医療者の性悪説をそのまま受け入れているということではない。よしあしと別に、そのように動いてしまうものなのであり、そのためにそうした組織もあるようなものなのであり、そのことはこれまで起こってきたことからも明らかである。だからいちばん基本的には、決定に各業界の人を入れないこと、少なくとも決定を左右するだけの力をもてないようにすることである。

そして最初から本来はそうであるように、医療と（狭義の）福祉は、基本的なところでは共通する場で方向が決められねばならない。支払われ方も、そして従事者が受け取るものも、大きくは違わない方がよい。一方が所謂出来高払いになっているなら、他方もそれでよいことは次項でも述べる。

それは個々について個々の領域で、そしてさらにその個々について個々の業界団体が関与し影響力を行使するその内部で決めるべきことではない。各業界の競合があって、それらが相対するような場において力の強い業界の有利になるように決められることもよくない。また個々の領域が独立し切り離されている場合には直接の対立は起こらないかもしれないが、そのことが全体的な不整合・不合理をもたらすことになる。だからこれらのようにものごとを決めさせないことが大切である。それは普通に合理的であり、その意味で可能である。

組織において

何にどれだけを払うかという制度はいま記したように決めるのがよいのだが、その上でも問題は起こる。ここで基本的に主張することは、個々の組織についてその経営から利益を得ない人たちに権限を与えるべきであるということである。だが別のことが言われてきたこと、それが間違っていることを言う。

問題は出来高払いの仕組みにあるとされた。この仕組みのもとでは過度に多くが需要され余計なことが多くなされることになるという。そしてこの問題に対する解決案として提示されてきたのは、一つに所謂自己（家族）負担の（再）導入であり、一つに定額制である。後者は長く言われているが、この国ではあまり実現されてはいない（ただ様々についての期間の上限設定等が事実上そうした機能を果たしている）。前者がまず実現した。高齢者医療についても無料化をやめた。そして自己（家族）負担の割合を高めていった。様々な問題もここに収斂していくことになった。それはあらゆる場合に無効・有害とまでは言えないだろう。しかしそれは基本的に支持されるべき方向ではない。

自己（家族）負担について。金を払わなければならないなら、また払えないなら、使わないということはたしかにある。けれども誰もがわかるように、それでも必要なものの使用が抑制される可能性がある。そして公平という観点からも支持されない。負担額を所得に比例させるという方法はそれを緩和しはする。しかし必要自体が人によって大きく異なるから、それもうまいやり方ではない。

そして定額制も一定の効果があるし実際行われている場合もある。同じ疾患でも程度によって何段階かに区切った定額・上限を設定するといったこともなされる。ただそれでも、結局同じ枠の中に入れられた中でも多く必要な人への対応は避けるといったことが起こることはある。そして上限とは必要なだけであるとされても、実際には不十分な水準が指示されることが多い。

そしてこれらは、より基本的なところで問題の発生の場所を見誤っているし、またそれゆえに、問題の軽減のための方策として不当なものである。つまりここでは、問題が発生するのは利用者がより多くを求めてしまうからだという話になっている。求めるだけ供給すると供給が過度に増えてしまうのは、過剰に欲しがっているからであり、ゆえにそれに対する対応として適正な利用量を定めたり自己負担を利用者に求めるのだとされる。

しかしこれは間違っている。あらゆることについて言えるわけではないが、なおしたり補ったりする部分に限れば、それを求める人は余計なものがほしいわけではない。身体を巡る差異に関わって補われるべきは補われるべきだとは言えるだろう。また苦しみを和らげ死をいくらか先延ばしにすることも求められる。こうして人は補われなおることを求めているが、しかしそれ以上のものを求めているわけではない。余計なことはされたくない。こうした場合には基本的には当人がほしいだけ供給してかまわないことになる。

中西正司（著書に中西［2014］）が言ってきたことのうち大切な一つは、そして私が繰り返してきたことはこのことだ。医療が今述べたような理由で利用者側にとってはわざわざ制約を課せられる理由がないことをひきあいに出し、福祉サービスについても同じことが言えると主張した。後者についてはいくらか考え足すべきことはあるが、基本的にはその主張は維持される。利用者は不要なほど多くを、さらに自らに害をなすほど多くを求めてはいない(34)。

出来高払い、利用者（の直接的な）負担のない状態から利益を得ようとするのは、第一にはそこから収入を得る側である。その使用についての加減が実質的に直接的な供給者に委ねられている場合、わからないままあるいはわかっていても過剰な供給、むしろ——というのは、過剰であっても無害である限りはさほどの問題ではないと言えるからだ——加害的な供給、同時にしていないことをしたことにする等々がなされることがある。それでも、直接の本人・家族の費用負担が他より少ないのであれば、それが使われてしまうことにもなる。

しかしそのことが起こる可能性のある制度を私（たち）はよしとした。とすると先に述べた支払いの制度と別に、もう一つ仕組みが必要だということになる。

これはたんに「利用者主体」ということではない。人のための仕事はたくさんある。人の命に関わる仕事もある。だから非営利がよいということにはならないし、供給者に介入するべきだともならない。理由を言う必要がある。繰り返すと、問題は、買わずにすむものを買わずにすませることが困難であり、売り手の側は売ることに成功してしまうことに起因する。つまり問題は供給側にある。これを、自己負担の増額や上限の設定といった消費者側に損失を与えるようなかたちで解決・軽減しようというのは、基本的に間違っている。供給側・経営側に介入し、制御する策が採られるべきである。以下、二つに分けて述べる。

人について

かつて病院の経営者は医師でなくてもよかったし、実際多くの病院ではそうだった。営利への傾斜の要因をそのことに求めて、だから医師にすべきだという主張はあってきたし、実際、十全会病院事件の後の（第一次）医療法改定（一九八五年、cf. 西岡［2002a］［2002b］）でそのように変更された。しかしその十全会の（元）理事長・赤木孝も医師ではあった（立岩［2015b］）。

そして現在、医療の供給組織に営利組織・会社組織を加えることについての是非論があり、基本的に現状を維持したい人たちは非営利性を強調する。しかしそれ以前に、非営利組織ならそれでよいのかと考えるべきである。まず、十全会等々で起こったのは関連の会社組織が利益を得られるような仕組みを作り経営していくことだった。そのことを別としても、非営利組織とは単純には組織としての利益を得ることが制約される組織であり、個人（たち）に収まるぶんにはかまわない。その人たちだけが経営に関わるなら問題は残る。

そしてむしろ医師になる（ならせる）ための費用（医学部に入学し卒業させる費用）をかけることにもなり、その（自らが設立したか先代から譲られた施設のための）費用の回収や費用を回収したうえでの利益の維持・拡大を図るといったことが病院・診療所全般で起こっている。とくに開業している医師たちにとって子への継承が最大の関心であり、実際それが様々な無理を生じさせつつなされ、それが停滞と悪化に結びついている。このことは山田真（↓註（23））へのインタビューで語られてもいる。

例えば地方に医者が行かないというのも、一番大きい原因は子供の進学ができないことだという。だから、何千万あげるから村の医者になってくれと言っても、そんなところへ行ったら息子が医者になれないから行かない、それが一番大きいと言ってる人もいる。だいたい医師会なんかの話題は、子供の進学のことと二代目をどうするか、女の子しかいない場合は婿さん探しが多い。特に開業医は、そうやってほとんど世襲制みたいにしてやっている、世襲制にするのはやはり生活が安定しているからだ、いい生活できるからということがあって、やってきた

（山田・立岩［2008b:228］、山田の発言）(35)。

早川（たち）の親から子への正しい「医の心」の伝承といったことはすくなくとも今どきそうそうは起こらないことだろうから、むしろ個々の世代間の職業の伝承を絶つ方向に仕向ける方がよかろうと早川へのインタビューの末尾で私は話している（↓一一二頁）。

とくに開業医の利害が大きく反映された日本医師会の力が強かった時期には規模の大きな病院ほど経営的には厳しいところがあって、多くがやりくりに苦労してきたこと、制度的な欠陥に由来する赤字を補填せねばならないといった事情もあったことは認めよう(36)。ただ、このことも含め、それは金の使い方・回し方を間違えてきたということであり、まず一つ、さきに述べたことを繰り返すことになる。つまり制度、なかでも具体的にどこにどれだけを支出するかという制度は同業者たちによって決められてはならず、その力によって左右されてはならないということである。

そして、とくに強い理由がないのであれば、人の労働・労苦に対しては、おおまかには、その単価をそろえることを基本にしてよい。労苦・苦労の度合いの測りようはむろん難しいが、乱暴には、時間あたりに払われる額をおおむね等しくするといったことである。そしてこの方向への変更は従来医療と医療者に多くかけられてきたその偏りを変えていくことになる。そしてここではその価格を、市場でつく価格と無縁ではないにしても、政治的に設定することができることは有利に作用しうる(37)。

そしてここに記したことは、さきに記した方向に反しないし、基本的にはそれを促進することになる。これまでの経緯から少なくしか対価が払われなかった領域が以前より多く払われるようになれば、その仕事がより多くなされることになるからである。

ただ、個々の仕事に対する支払が保険点数といったかたちで個別に積算されて払われるとしても、それは合算され、その後、その組織、例えば病院において配分される。すると組織内の経営側の決定としてより多くがその決定の権限を有する人・ところに流れることにもなる(他方、そうやって必要だが採算の合わないところに金をかけ、人を雇うといったこともまともなところではなされてはきた。けれども本来はそのように点数がつけられていること自体を正すべきことについては異論はないはずだ)。

一つ、個別の組織において、経営から益を受ける側のもつ経営についての権限を弱めることは、とりわけ直接に供給が規制されない——私たちが支持するとした——体制のもとでは合理的である。医療者を皆公務員にするという案がかつてあったと述べたが、それには一つに経営者も含めた人への支払いが適切になされるようにしようという意図もあった。大きな枠組みとして(日本では医療保険からの)費用の提供のあり方を提供者でない側が決める仕組みと別に、同時に、直接に個々の組織の経営に関与する道が必要である。

従事者の多くも通常は経営に関心はない。ただそこから収入を得ているのは確かだから、利害はある。そして金のことで悩んでいるという経営者は、悩んでいるというのだから利害がある。

介護保険にせよ別の制度によるものにせよ、解除・介護の仕事への支払いは組織に払われる時間単価を上回ることはない。持ち出しになってしまい、経営が続けられないから当然のことである。このことが看取られるなら、医師といった他の職種、経営者についてもそのようであってならない理由は、考えてみれば、ない。

利益に応じて利益を得られる人でないのであれば、利益を求めるための経営を支持することはない。その人たちが経営に関わることが求められる。ただ、第三者が経営に関与するといったこと——それ自体がやっかいなのだが——によって現状が変化することはすぐにはそれほど期待できない。現在の市場での相場によって規定されるところもある。

とするともう一つ、さらに大きなことではあるが、医師という仕事をもっと普通の仕事にすることである。

そのことを言うと、医療についてはその技術の習得のための時間や金が——金はたいがい親が出すのだが——他よりかかっている、だからその分多く支払われて当然だと言われる。費用がかかっているというのは事実ではある。しかしその分を予め公的に上乗せして負担するというやり方はある。実際国立大学の場合には事実上いくらかはそのように作用している。その費用を負担したうえなら、あまり違わないようにしてもよいということになる。それは勉学・訓練が自己(家族)負担でなされる場合にその個々人がその費用を取り戻しさらに利を得ようとすること(の正当性)を少なくさせる。

金のある人（の子）か試験に受かる人しかなれないことがどんなことをもたらしているかはみなが知っている。それでよいことはなにも起こっていない。そして学校に受かり免許をとれる人の数も制限されているのも、歴史的な経緯があってのことであり、自然に生じたできごとではない。それは変更することができる。普通の仕事になるということは、普通の人がその仕事に就くようになるということでもある。その方が健全である。ずっと以前に次のように書いたことがある。

あまり現実性のない話ではあるが、たとえばたくさん学生をとってしまうとか。そうすると供給過剰になるだろう。しかしそれは悪いことだろうか。あるいは、感染症から慢性疾患へという疾病構造の変化にともなって、医者が「技術者」から「援助者」になる、なるべきだと言う。これもそうだと思う。しかし、たとえば医者はあくまで技術者であってよく、技術を発揮する場面がもし少なくなるなら、医者の仕事が少なくなればよく、技術以外の部分は医者でない人が対応すればよいのではないか。こんなことも考えられなくはない（立岩［1996］）(38)。

「全人的医療（人）」を否定しているわけではない。ただ、できもしないことをできると言うよりはよいだろうと思った。さらに、ますますできないようになっている（養成以前の）選抜の仕組みをどうにもしないで理想を語っても仕方がないだろうということは思っていたし、思っている。

このような案をいかにも非現実的にしているのは、その決定が歴史の堆積の上で不均等になっているからである。だから容易に実現するとは考えにくい。しかしそれをすくなくとも基本的な方向を構想する上での基準にしてよい。医師の数にしても待遇にしても、病院や診療所の密度にしても、業界が制御してきた結果としてこれまでがある。医師なら医師の数を限ってきた。長い時間をかけて作られてきてそれが当たり前のようになっているが、そうしたことごとを変えることができる。もっと簡単に、そしてたやすくなれるようにする。結果、過剰が起こると言われるかもしれない。しかし過剰が起こるぐらいの方がよい。

介入の自由を認めること

ここまでは人や人が受け取る金のことだった。もちろんその他に様々な問題が起こることがある。それがどこに起こりやすいかもここまで述べたことから明らかである。要求・主張が聞きとれない、そして／あるいは聞かれない場、それでよい、しかたがないということにされている場、精神病院や知的障害者や高齢者がたくさんいる施設で問題はより起こりやすい。どうするか。早川へのインタビューの前後、『造反有理』の後に、おもに精神病院のことについて書いた連載で考えてきたのもそのことについてだった。より詳しくはそれを本にした立岩［2015b］で述べることになるから、ここでは簡単に幾つかを。ここまで述べたこととほぼ同じことを言うのだが、順序などすこし変える。

様々に起こるできごとについて、それを直接に政府・行政が統制するという方法もある。もちろんそれはそれで必要なことがある。ただこれは、しばしばあまりあてにはならない。一九八〇年前後、十全会事件が再び国会で取り上げられた後、八五年に医療法が改定されて監視が強められることになったが、それでもたいしたことはできてこなかった。一つひとつを見ていられないということもあるだろう。会計に関わる明白だがさほど大きくはない違反といったものが専ら監視・監査の対象になり、それ以上のことはめったに起こらない。

では地方に委ねればよいか。十全会病院事件の時も、地方（革新）行政と（革新）医師会がつながっていたことが動きを悪くした可能性があると述べた（↓註（4））。この時、（議会ではそれなりに政党も動いたのだが）「革新」側が「健全な批判勢力」として存在していなかったことがかえって事態の改善を遅らせた可能性がある。そのようなつながりは排するべきだ。ただそこにあったのは、たんに医師会が選挙を応援したといったことではない。十全会はその当時の――今でも基本的には続いている――制度下において、とくに認知症高齢者についての実際の需要に応えた、行政の側は供給先としてあてにしたということがあった。だからそのような仕組みを廃するべきだとは考えるし、そのことを述べたが、なかなか難しいことでもある。

だから同時に、実情を知り、その問題を指摘し改善を求めることを誰もができるようにするのがよい。

その可能な一つが、堀川病院が（かつて）とった理事の数を住民側八対病院側七にするといった体制になるだろう。ただ、その人たちが常に地域住民である必要、直接の利用者だけである必要はないと、私なら面倒だから遠慮するだろうと思ってしまう私は、考える。利用者は利用者であって、しかもほとんどは一時的な利用者であり、その仕事のことをよく知っているわけではないし、通常は関心があるわけでもない。むしろ、これは他人から得ること全般について言えることだが、自分は知らないから他人やその組織を利用する。運営そのものを担う、担ってもらうというやり方はなかなかにたいへんなことではある。まじめにやれば早川がインタビューでも述べたようになかなか大変であり、でなければ形骸化してしまう。

そうして考えると、一つ、経営そのものに経営に利害のない人（たち）として関わるという方向と別に、またときにそれと並行して、そこでなされている経営と実践とを知ること、そこに介入することが認められることである。早川の話を聞いてなお、あるいは聞いたから、直接に経営するというより、介入する、実態を示させる、改善を求めるという方向をとる方が現実的であり効果的であると考える。それがおかしなことでない理由は既に述べた。

病人は、医療を切実に要する人であるが、逆の効果を生み出してしまうような、過剰なむしろ加害的な医療を受けることを歓迎することはない。しかし私（たち）が是認するとした出来高払いの払い方も一つの背景になって、利用者の不利になることが起こる。弱っている人が多いのだから、なおそうした傾向は強くなる。通常の市場におけるより供給側が強くなってしまう。とくにそうした病院・施設では、供給側でない人たちが関わる必要、実際を知り、そこに介入できるようにする必要がある。

加えて、受け手の側だからわかることがあるというのであれば、その利用者側が加わるべきだとなる。長く関わり、また病院に居続けることになって、実際の処遇をされないとわからないことをわかる人たちがいる精神医療の領域ではとくにこうした介入が必要とされる。そして経済的な益を得ない側にいることが必要だ。だから利用者やその利害を代弁する人・人たちの関与があった方がよい。

そんなことを目指す行動が自発的に起こったとしても、それを組織が自発的に受け入れるのはなかなか難しい。そして、それはそうした介入が必要な、よろしくないところであるほどうけいれようとしない。他方、まともに受け止めまともな仕事をしようとするところは困難に陥ってしまうこともありうる。そのことをここで述べてきたのだった。個々に努力しても難しい。むろんそれを否定するわけではない。それを可能にまた容易にするためにもどうしたらよいかということである。大きくは金の流れ、流し方の問題だが、それはもう述べた。

とくに誰と特定することなく、知り、介入し、要求する自由を政治・強制力が保証するようにするのである。良心的なところの良心に頼るのでなく、知り介入する権利を政治権力によって認め、その訴えを受け取り検討し対処する義務を政府・司法が引き受けるということである。

利用者には配慮せねばならないが、そこに問題がなければ、これはすこしも乱暴なことではない。もともと様々な人がいる場所にいるはずの人が、偶々病院の中にいる。そこに人が訪れるのを断わる理由はない。

そしてとくに強制的な処置がなされる場合は、その例外的な正当性を証明しなければならないのはその強制を実施する供給側である。これを倫理的に正当化するのは簡単だが、実際に実現するのはそれほどでない。それは法・政治の水準で確保されるべきものであり、そのことに関わる人々の自由・権利を認めるということである。

むろん、どこに問題があるのか、ときに微妙な場合はあるだろう。実際に必要なものが抑制されてしまうことも多々あってきたし、とくにまじめに仕事をしようとする側が目をつけられることがあってきた(39)。不確実性はたしかにつきまとう。行なわれた処方に顕著な効果は期待できないかもしれないが一定の効果はあるかもしれないと言われることもあるだろう。どこまでをよくないことだと言えるか難しいときもある。しかし他方では加害があり、すべきでないことがなされ、それが抑止されてこなかったことも事実だ。片方の言うことをつねに受け入れろということではない。まず実情を知るまた訴える自由が実質的に確保されるべきであるということだ。

以上に記したのは、基本的な制度設計、金の使い方・出し方、について供給者側に決めさせないということである。それはなにか統制を強めることであるように受け取られるかもしれない。けれども今構成されている現実そのものが種々の利害によって統制・制御され作られてきたものである。早川が関わった堀川病院にしても、その後の美山の診療所にしても、それによって苦労することになった。だからそれを変えた方がよい、よいことをするのがより容易になればよい。

そうなる。

結語――仁医をあきらめ、同時に、可能にする

私はもう「仁医」といったものを信じていないということになるだろうか。早川の話を聞いたにもかかわらず、半ばはそうだと言っても、言われてもよい。ただ半ばは違う。話を聞いたからこそ、まともな仕事がしやすいようにしていった方がよい。苦労や工夫はしてもらいたいが、不要な苦労はしてほしくないし、そうした苦労は別の有益なところでしてほしい。そのように私は早川の話を受けようと思う。

そしてそれは権力の使い方についての一つの案でもある。

すこし現実的あるいは悲観的な見方でことを見るなら、そして起こってきたことの実際を見るなら、まともな仕事をするとわりを食うことがわかる。国家嫌いの左翼は共同や地域を、自発的な結社を言う。ただそれだけでは、「自由市場」においても、またそこへの政治・財政の関わり方によっても、がんばってよいことをするところがより困難になる事態をもたらす(40)。また、権利を護ることをきちんとするところはそれでよいが、そうでないことがある。よくないところがなくならない。だから、権利を現実のものとすべく、たんに倫理的・道徳的でない義務が課される。そこで強制力としての権力は必要であり、そして使い方が大切だということになる。

実際には、その権力が有効に作用することはさほどなく、むしろ逆向きに働くことが多々あり、

それには――簡単にすると病人や障害者には金を（たくさんは）使いたくないという――理由もある。そうした力をまったく無くすることは至難だ。だがそのうえで、一つ、まずは基本的な案・方向を決めるそのあり方を述べた。そして一つ、「現場」での自らを護るための自らの行ない、そしてそれを護ろうとする人たちの行ないの自由を実質的に認めさせる、そのように権力は利用されるべきことを述べた。そしてそこで決めることに参与する人たち、自由を認められる人たちはまず、供給者でなく、供給による利得には関わらず、むしろ利得を得ようとすることからとくに害を被る人、被りうる人たちである。

早川の「民主」を継げばそうなると私は思う。かつての堀川病院の理事構成が八対七だったことはもう幾度か述べられたし、紹介した。ただこのような構成にするということ自体について、どこかで多数決がとられたわけではない。それがよい、正しいと思われたからそれが決められたということだ。

そして私は、その決めること、決めることに介入することについて、「住民」がなんでも決めること、経営の主体になるという方向は、まずは億劫だから、億劫であるがゆえにいつも有効でないだろうと考えて、別の方途をここで示してみた。それはある人たちからは、早川前後の人たちからは、怠惰と言われるかもしれない。一つ、怠惰であることは認めよう。そのうえで一つ、政策、とくに金の使い方の基本的な方向の変更・変革を目指すとともに、経営より（経営だけでなく）介入、経営者になるより（なるだけでなく）介入者が実質的な力を行使できる体制を求めた。

それは、権力の行使を是認・肯定しつつ、同時に、実際に政治権力をもつ側がたいした働きはしないこと、むしろ逆向きにことを進めてしまいがちであることを見越してのことだ。「反権力」と「公的保障」と両方が言われ、もっともだと思うとともにどうなっているのだろうと思う。なんだか変だと思うとともにわかる気がする。私もまたそんなところにいて、早川(たち)を受け継いだらどうなるか、本章はそんなことを考えてみた章でもある。

註

(1) 早川について書かれたものとして中里憲保［1982:95-120］(『週刊現代』での連載がもとになっている)。『日本仁医物語　近畿篇』(志村編［1984］)所収の加来耕三［1984］。慶応義塾大学経済学部でゲストを呼んで話をしてもらう一連の講義を書籍化した一冊である高草木光一編［2013］に収録されている山口研一郎［2013:209-223］。また鎌田實［2001］には鎌田自身の文章の他に若月俊一、早川、増田進との対談が収録されている。ラジオ番組について北出［2003］。西川の著書・編著で今回入手できたものは文献表に列挙した。arsvi.comの頁(→「生存学」で検索)を増補し著書の目次や引用を付した頁を作成した。

私にとって早川は今回のインタビューがまったくの初めてということではなかった。調べると(調べないとまったくわからない）二〇一一年一二月四日、京都大学が会場だった第一一回の「癒しの環境研究会全国大会」のシンポジウムの一つに私は呼んでもらって何か話したのだが――「まずあまり無知であるのはよくないこと」という題になっているからから、「在宅ケアを支える診療所・市民全国ネットワーク」（↓註（19））で話したのと似たような話をしたのだと思う――、その時に「世話人」という役であった早川が会場を回っており、私にも挨拶された。ただそれは大勢に順番に、ということであったから、その時のことは私の方にかろうじて記憶があるといったものであったと思う。

（2）これまでその雑誌で、市野川容孝（一九九八年二月号↓立岩［2000］に収録）、小倉利丸（二〇〇二年九月号）、小泉義之（二〇〇四年一一月号↓松原・小泉編［2005］に収録）、白石嘉治（二〇〇六年一二月号）、上野千鶴子（二〇〇九年二月号↓上野［2015］に収録）と対談させてもらい、また稲場雅紀（二〇〇七年九月号↓稲場・山田・立岩［2008］に収録）、山田真（二〇〇八年二月号↓稲場・山田・立岩［2008］に収録）、杉本健郎（二〇一〇年三月号）、山森亮（二〇一〇年六月号）、大野萌子（二〇一四月五月号）、山本眞理（二〇一四月五月号）、そして早川一光（二〇一四年九月号）でインタビューさせてもらった。このうち山田・杉本・早川が医師。なお、大野・山本へのインタビューも他の文章と合わせ、二〇一五～六年には本にする予定。横田弘への／対談については註（21）・（23）。

（3）三宅は一九四五年生、七一年京都大学医学部卒業、七四年厚生省勤務、八〇年堀川病院勤務。

「双岡病院は「老人病院」と京都に限らず近畿一円で有名でした。［……］分け隔てなくどのような高齢者、もっぱら認知症の高齢者を受け入れる病院――収容所――だったからです。この病院は、まだ結核患者が少なくない一九五四年に結核病院としてスタートしました。結核予防法で医療費の自己負担がなかったので結核患者を受け入れていたのです。その後、結核患者が少なくなり、一九六四年に起きたいわゆる「ライシャワー事件」［……］の事後対策として主に「統合失調症」［……］者を無料で治療し収容しやすいように当時の精神衛生法［……］が改められるや、政府の後押しもあって「精神病院」［……］が大幅に増え、この時流に双岡病院も乗り、結核から精神へ鞍替えしたのです。多くの精神科病院と同じく治療というより収容の双岡病院も多量の抗精神病薬、くわえて看護師による暴力が院内に横行し、おおよそ病院と呼べるものではなく、精神障害者の収容所として機能したのです。そのひどさに京大の精神科医らが「十全会闘争」を展開したと聞きます。「聞きます」というのは、この頃私は医者になったばかりで精神科医療にあまり関心がなく、この問題についてほとんど知らなかったのです。

この双岡病院を具体的に知ったのは、厚生省から出向という形で京都府保健予防課の精神衛生係に三年ほど勤務した時でした［……］」（三宅［2012］、その続きを含め立岩［2015b］に引用）。

その著書に三宅［1983a］［1995］、そして『現代思想』二〇一五年三月号・特集：認知症新時代に寄せた文章として三宅［2015］。また同号掲載の天田城介の髙見国生へのインタビューに髙見・天田［2015］。以下のようなやりとりがある。

「髙見　三宅先生はずっと家族と関わっていました。早川先生は家族の会そのものの運営などには口を出さなかった。「わたしは普及者や」ということで、全国を歩いて家族の会をつくりなさいと言って回っていましたが、実際の支部づくりや本部の運営などには関わっていませんでした。その代わり、三宅先生はその後事務局長になったりしています。

天田　当初は斎藤貞夫さんがメインで、彼が全国の方々を歩き回って、岐阜・大阪・東京などで支部をつくられた。

髙見　一九八〇年代のそれらの支部の立ち上げには、ほとんど斎藤さんがいてくれました。

天田　翌年には一気に支部が一六に膨れ上がっていますね［……］」（髙見・天田［2015:81］）。

（4）京都の医師会、そして保険医協会も「革新府政」の長い間の強力な支持母体だった。と同時にその組織は、行政からの独立を主張し、それを維持させた。審査委員会についてもこのことをずっと主張して譲っていない。高杉晋吾（一九三三〜）の著書によれば、おそらく同じ七〇年に出た『保険医協会二〇年史』——この書籍は京都府保険医協会二〇年史編集企画委員会［1970］であるかもしれないが、入手できておらず未確認——に「審査委員会の運営が全国一民主的であり、監査の前に行なわれる患者調査に保険医協会、医師会が立会って保険課などに勝手なまねはさせない」と記されているという。また六四年に医師会と知事の間に結ばれた「覚書・京都府における社会保険医療担当者指導実施要領」では病院の指導・監査などにあたって、府は医師会との協議のうえでなければ指導・監査できないとされたという（高杉［1972:139］）。

（5）連載を受けた立岩［2015b］でいくらか紹介する。次の挿話は連載には記さなかった。七〇年に抗議を受けて辞任するまで京都府で一人だけ精神科の社会保険支払基金審査委員を務めていたのは十全会三病院の一つ双岡病院の東昂院長だった。少し検索してみると、この人は一九五一年に京都府立医科大学で博士学位を取得している（東［1951］）。他に笠原・東［1969］、また京都府医師会の雑誌に掲載された青木他［1994］の最後の著者としても名前が見える。これは右京医師会、右京保健所、国立療養所宇多野病院、双岡病院の二一人が筆者になっているもの。この時点での東の所属は「難病」の関係で知られる宇多野病院になっているが、他に双岡病院所属の筆者が二人入っている。

革新的であり患者のために自律性を主張するこれらの団体は、十全会について何も言っていないわけではないが、積極的に関与してはいない。そしてこのことは当時の府政や市政を（今みたような場面では独立性を主張しつつ、またそれを維持するためにも）全面的に支持する側だけでない人たちについても言える。中野

［1976］［1996］には堀川病院の最初の院長を務めた竹沢（竹澤）徳敬（一九〇五〜一九八三、没後竹澤徳敬先生を偲ぶ編集委員会編［1984］が出ている（未見））――早川一光がその人を紹介し称賛している文章をいくつか引いた（→註（26））――がその府政への支持についていくらかの自由度を認めようという立場で七二年の京都府医師会長選挙に出て敗れる経緯が書かれている。著者の中野進（一九二三〜）も京都市内の開業医であり、題名から受ける印象とはすこし異なり、この二冊の本によってまずよくわかるのは京都における医師たちの世界、その動きである。その選挙で中野は竹沢の側に付いた。その記述はなかなか興味深い。ただ、例えばその選挙にはこの事件は出てこないし、中野の著書でも触れられることはない。

（6）「問い合わせの中で私が一番気になるのは「いっそのこと精神病院に入れて治療を受けさせた方がいいのでは？」という質問である。それに対して私はこう答える。

「わたしたちはボケてうまれたんです。親が年をとって、物忘れしてぼけたって順おくりや。おむつして世話するのはあたりまえではないか。病院送りはウバステと同じや。共倒れしそうな毎日なんやと思いますが、これは三十年後の自分だと考えて、全力をつくして看てやってほしい。ぼけを病気とみるのでなくて、人間の自然の姿としてとらえて最後までつきあってあげてほしい。いつまでもとはいいません。やがて間もなく〝みなくてもいい時〟がきます。八合目あたりが、山登りでもつらい時と思いますが、登りきってやってほしい。頂上に達した時、きっと、登ってよかったと、しみじみ思われるだろう。登りきった人だけが味わう満足感、その満ち足りた家族の人たちの顔を私は何人も見てきているんです」」（早川［1980:231］）。

（7）（反）十全会闘争には、やはり立岩［2015b］でいくらか紹介するが、追及を続けることに決めている「コア」な部分、そしてその結果でもその背景でもあるが、大きな組織の運営の実質にはあまり関与しない部分だけが残ることになる。そんなことが七〇年代半ば以降には起こっていたようだ。それは十全会闘争の困難をもたらしていると言われ、嘆かれている。そしてそれは「地域移行」の局面にも関わっている。拙著で「造反派」とした人たちが、その仕事を回してもらえないことを嘆いていることを立岩［2015b］で紹介する。

それ以前、早川が卒業した京都府立医科大学の学生たちは、七〇年前後の騒乱において、革新府政・市政と正面から衝突する。これではどうにも折り合わせようがなかっただろうと、当時書かれた文章や出された資料（京都府立医科大学全学共闘会議［1969］、その大部分は資料）等を読むと思う（この文章は日本評論社から出た「日本の大学革命」というシリーズの第2巻に収録されている。この巻では他に岡山大学と高崎経済大学での闘争が取り上げられているが、京都府立医科大学の部分が最も長い）。それよりずっと前、早川や竹沢は同じ大学で体制に抗し、竹沢は大学を辞めることになるのだが、しかしそれでも味方はいる。それが七〇年以降はずいぶんと違った様相を見せる。

（8）以下では保険は公的保険制度を指す。ただ、税と保険、というより再分配効果をもつ仕組みかそうでない仕組みかという対比では、私は前者を指示する。公的扶助（生活保護）は再分配の仕組みだが、医療・福祉といった社会サービスについては――その実態とは別に――基本的に一人当り同じ掛け金で賄われる保険の仕組みがよいという論は誤っていることについては『税を直す』所収の「軸を速く直す――分配のために税を使う」（立岩［2009b］）第2章11節「所得保障と社会サービスは別のものではない」。

（9）責任を追及し補償を求めるといった場合、裁判にもっていくか否か、どのようなところまでを求めるか等で、内部は様々に割れることがありうるし、実際そのようなことが幾度も起こった。しかしその詳細を露見させることは利敵行為になりうるから、控えられることがある。そうしているうちにその詳細の記憶が消えてしまい、空白が生ずることがある。その方がよい場合もあるだろうが、いつもそうではない。そうした争いをどう捉えどう考えるかについて立岩［2008c］、そして［2014］補章「争いと償いについて」。

(10) 一九八八年に今井澄の後を継いで諏訪中央病院院長に就任。

今井(【38】・一九三九〜二〇〇二)は六〇年代末からの大学闘争においてやはり共産党系とは対立した部分の闘争の担い手であり、安田講堂での攻防で防衛隊長を務めそれで七七年からしばらく服役したその入所の時、駅で病院の関係者や病人たちが花束を贈って見送られたというよくできた挿話がある。鎌田は東京医科歯科大学医学部で全共闘運動に参加。

(11) 日本社会党に移籍し、四七年、衆議院議員総選挙で京都二区から社会党公認で立候補し当選。その後労働者農民党に参加するが、四九年衆議院議員総選挙で落選。六二年、参議院議員選挙に京都府選挙区から無所属で立候補し落選。政界を引退した。

岡本靖(一九二八〜、元・京都民主医療機関連合会事務局長、全日本民主医療退職者の会代表委員……、私の勤務先の関連会社でもあるクレオテック取締役という肩書もある)によると(岡本 [2008:67-74])、太田は京大産婦人科医局副手のときに郷里から金を取り寄せ洛北診療所を開所、夜間診療を行う。その後軍医として召集される。帰った時には診療所はなくなっていた。その後三九年に党への寄付によって逮捕、西陣に一年間留置。四二年に再度逮捕(産業組合青年部で講演したこと、論文に反戦思想が濃厚だったことが理由とされたという)。四五年まで収監された。そうした武勇は記されるが、優生保護法や安楽死協会のことは出てこない。

(12) インタビューの中で早川は自分だけでなく当時の医学生の親(の世代)からの継承があったことを述べている。また山口研一郎(↓六六頁)も長崎で医者をしていた父のことを記している。その親たちは立派な親たちだった。

そうした喜ばしいことが数々あったのだろうと思う。ただ私は、この現状においては、世代間の継承を断ち切る方向にことを進めた方が事態をよくするだろうと考えている(↓一一二、一五九頁)。

早川の生い立ち――これまでの著書ではみな愛知県（の現在の）東海市出身と略記されている――のこと父親のことについては加来［1984］がかなり詳しい。ただ文献として早川［1980］があげられている以外の情報源についての情報は見当たらず、著者がどのように情報を得たのかはわからない。

（13）「太田典礼さんとはながいつきあいである。太田さんを私にむすびつけたのは、昭和のはじめの無産者医療運動であった。学生だった私は小遣いの一部をカンパする程度のことしかできなかったが、産婦人科の太田さんはその全存在を運動にかけられた。太田さんのりっぱだったのは、運動と医学研究とを結びつけられた点にあった」（松田［1951→1980:222］）。

（14）「私は前から医師として安楽死の実践をしていたのであるが、論文として発表したのは、有名な名古屋高裁判決の出た翌年の三十八年で、『思想の科学』八月号の「安楽死の新しい解釈とその立法化」である。日本における論争はすでに昭和の初期から始まっており、とくに刑法学者の間では肯定論が有力になりつつあったが、医学関係者は僅かな先覚を除いてはほとんど否定的であった。私はこれに対して積極論を述べたのであり、臨床医としては最初のものであった。むしろ、おそきに失した感があったほとである。でも手応えはまったくなく、非難も起こらず無視された格好だった。ただ一人旧友の松田道雄から激励のハガキを貰っただけであった」（太田［1980］）。

（15）「法制化を阻止する会／一九七八年十一月、この名の会が発足した。発起人は武谷三男、野間宏、水上勉、那須宗一、松田道雄らの文化人五氏とあり、協会はその声明に対して、誤解にもとづき、理論的根拠がない、という反駁声明を出したように、国際的な動きに目をつむる知性の不足がある。そしてアメリカと日本は風土がちがうという古さである。ヒステリックな生命尊重論やニヒリスト的な見解から、青医連的な発想まであってまとまっていない。

一番問題なのは文化人という肩書きにあぐらをかいていることである。文化人なら何でもできるという思い上りがある。五氏はそれぞれ優れた業績の持主ではあるが、国際的感覚のない連中を文化人といえるかどうか。

困るのは松田道雄である。私とは古い友人で同じような経歴をもち、かつては安楽死支持者であった人なのにどうして正反対にまわったのか、私より数年若いはずなのに老化したのか。同じ道を歩いたものが敵意をもって人間的にも憎しみあうような関係になったのはまことに心外で、何度も話しあいたいと思ったが、ここまでふみ切った以上は面子もあり後へは引けないだろう。残念ながらあきらめざるを得ない。これも安楽死思想の運命なのか」(太田［1980:266-267］)。

青医連(青年医師連合)については【33】、書籍として青医連中央書記局編［1969］。

(16) 太田については『私的所有論』(立岩［1997→2013a:290］)『唯の生』(立岩［2009a:76,83-91］)他で幾度かふれている。松田道雄と安楽死・尊厳死とのかかわりについては『良い死』(立岩［2008a:52,78］、また『生死の語り行い・1』に収録された本を紹介する文章(立岩［2012b］)でも記している。『唯の生』は書店で入手できなくなっているため、まずテキストファイルでの提供を始めた。

(17) その委員会ができたのは、その病院における臨床検査の保険請求に関わる不正――それはたしかに実際に起こったことではあった――があって、報道もされたことがきっかけであったらしい。

その委員には原昌平(読売新聞社)、勝村久司(著書に勝村［2001］［2002］等)らもいて、その人たちはまだ務めてくれているのだと思うが、私は途中で続かなくなってやめさせてもらった。まじめにやると――どういう方針を出すか、ずいぶんまじめに議論しきちんとしたことをやっていたし今もやっているのだと思う――なかなかたいへんなことであることはわかった。このごろわりあい多く作られているその種の委員会たちはどのぐらいまじめにやっているのだろうと思った。

（18）「日患同盟」について立岩［2014-］ですこしふれている。
「かつてもいまも「患者運動」という言葉が題にある本は長［1978］だけのはずだが、そこに記されるのは、結核療養所の自治会の組織である「日本患者同盟（日患同盟）」の運動であり、それに強い関わりがあったのは、終戦直後から日本共産党であり、ゆえに占領軍からの弾圧を受けたのでもあり、組織内部にも争いが起こったのでもあり、また同時にそこに関わって「朝日訴訟」は闘われたのであり、それはその人たちの運動を象徴するものでもあった」。

長は一九五六年、そして六八年から八七年まで会長、その後名誉会長。この組織の歴史について日本患者同盟四〇年史編集委員会編［1991］。長はその編集委員会の責任者も務め、自ら文章を書き座談会で発言している。日患同盟についての研究に青木［2011］がある。
（19）『造反有理』で紹介したが「全日本医学生連合（医学連）」（一九五四〜一九六八）は医学部自治会が加盟する全国組織（八四年結成の同じ略称の組織は別系統の別組織）。六七年には国家試験ボイコット運動を展開し、インターン制度は廃止された。その拙著ではこの組織に関わった池澤康郎（【37】・一九三二〜）、石井保男（【37】・一九三三〜）、丸茂文昭（【37】・一九三六〜）、石井暎禧（【37】・一九三七〜）、黒岩卓夫（【37】・一九三七〜）、斎藤芳雄（【37】・一九三八〜）、今井澄（【38】・一九三九〜二〇〇二→註（10））といった人たちが出てくる、あるいは簡単な紹介をしている。
（20）石井の話の中には次のように早川が出てくる。
一九七七年八月に始めた地域医療懇談会に「集まったのは、うちの病院と黒岩のところ――あついはもう浦佐（新潟県）で「ゆきぐに大和病院」をはじめてた――以外では、関西の阪神医療生協――元は社会党系――の今泉さん、精神科では初音病院、これから病院作るぞとぶち上げていた九州の松本文六たちでしょ、それから当時民医連から脱退していた京都の堀川病院なんかも来てくれた。僕は堀川病院とは親しくしてて、うちに地域保健部を作るときに見学に行って参考にさせてもらいました。浦池のルートで、やつの兄貴も来たな。九州で病院グループを経営してたんだけど、これが左翼でもなんでもなくてさ、ミニ徳洲会みたいな感じで経営者根性丸出しのことをまくしたてるから、堀川病院の早川［一光］大先生、怒って帰っちゃった」（市田・石井［2010:225］）。

（21）二〇〇八年の「在宅ケアを支える診療所・市民全国ネットワーク〝全国の集い〟in 京都」（於：同志社大学、実行委員長：永原宏道——彼も医学連の運動に関わった人だと聞く）での講演は立岩［2008b］。在宅ケアを行なう医療者もそして福祉関係者も使える制度のことをあまりに知らないこと、すくなくとも、自分で知らなくとも自分が無知であることを知ること、知っている人や組織を知ってそこにつなぐぐらいの仕事はすべきであることを述べた。自分たちが知っていることが少なく、そこでできると思ってできていることが少ない。そこで、医療以外で、さらに医療の内側でも無理なくできるのにできないことが多くなる。

（22）そしてそれは、医療の限界を承知しているということにおいて謙虚ではある。ただまずそれは、できないことはしない、そこからは引くという「普通」の医療者としての振る舞いでもある。そしてここに伝統性・共同性や自然をもってくるという所作が何をもたらすか。次に、とくに医療外のこととして、ときに医療として現にできることについての知識の不足があることがある（→註（21））。

（23）小児科医の山田真（【63】・一九四一～）に行なったインタビューが『現代思想』に掲載され（山田・立岩［2008a］）、それに未掲載の部分と長い註を付したもの（山田・立岩［2008b］）を『流儀』（稲場・山田・立岩［2008］）に収録した。その終わり頃に山田は次のようなことを語っている。以下、『造反有理』【359】でまったく同じ個所を引用した。

「いい医療をやると目指して、いい医療をやったと思ってるからよくないんだよね。田舎ってすごくやりやすい。医者がいい医療をやろうっていうふうに目標たてたら、みんな協力してくれるし、やりやすいの。だからある意味では、いい医療をやることによって全てが管理されているようなもんなんだよね。「健康日本21」みたいな発想っていうのは、そういうところからでてきている。

そこへ来てくれる医者は神様みたいに思われている地域へ行って、医者が理想的な医療をやってしまうということは、それで満足したら非常にまずい。それがモデルとして使われてしまう。今の健康政策は予防医学という線だよね。どこがお手本になってるかっていうと、あのへんの医療が、地域医療がお手本になって、それを全国化する。［……］／「ぴんぴんころり」は佐久市の三浦市長が言い出したという説もあって、革新的なところから安楽死的な発想が出てくるという皮肉なこともある。保守的な考えも革新的な考えも紙一重なんだよね。その紙一重の怖さみたいなものが、なかなかわからなかった」（山田・立岩［2008b:245-246］）。

すると結局何をよしとし何をよしとしないのかというごく基本的なことを考えねばならないということになる。インタビューのしばらく後に刊行された『自閉症連続体の時代』（立岩［2014］）は、自分は自閉症である、自閉症は脳の機能障害であると知ったり述べたりすることが何をもたらすか、それをどのように考えたらよいか、過去とくにここ一〇年ほどたくさん出た「本人」による本を集め、それらに書いてあることを検討し考えたことを述べた本である。その第7章「社会がいる場所」第8章「処世と免責とわかることについて」で、まだ出された問いに答えるには精度が足りないのだが、いくらかのことを述べた。

立岩編［2014］［2015］と、六〇年代、七〇年代と何が起こってきたのか、まずはいくつか文章になっているものをそのまま収録した資料集を作り始めている。

例えば、さきに「安楽死法制化を阻止する会」（→註（15））の発起人の一人として出てきた水上勉は、ベルギーでのサリドマイド児殺害事件を受けた一九六二年の『婦人公論』誌上での座談会でそのような子が生まれたら国がその生死を判断する審査会を作ったらよいと述べる（石川他［1962］）とともに、翌年、重症心身障害児施設への政府の支援の充実を訴える「拝啓池田総理大臣殿」を『中央公論』に発表する（水上［1963］）。この二つとも全文を立岩編［2015］に収録した。

そしてこの両方を、そして太田典礼等を批判するのが、一九七〇年以降の横田弘（一九三三～二〇一三）・横塚晃一（一九三五～一九七八）らである。私がこの時期に断絶を見るのはこんなところからだ。二〇一五年、横田の著書（横田［1979］）が再刊され（横田［2015］）、私はそれに解説（立岩［2015a］）を書いている。そこにもそのこと（連続のうえで断裂、飛躍があること）を記した。横田と三回話をしたうちの一回めと三回めを収録した本（横田・臼井・立岩［2015］）が同じ年に出ることを付記しておく。二回めのものは、一回め、私が横田の過去のことをしつこく聞いて、私はそれでおおいに満足だったのだが、横田はそんなことはいいから、対談だ話をしよう、ということでやりなおしということになって行なわれたもので、横田［2004］所収。

横塚は横田より二年遅く生まれたが、四二歳で亡くなった。その著書（横塚［1975］→［1981］）も再刊された（［2007］［2010］）。その解説を書かせてもらっている（立岩［2007］）――現在入手できる二〇一〇年版は二〇〇七年版に横塚の文章を九つ新たに加えたもの。

（24）　こうした記述は早川の著書の中で一貫して続くが、他方、一九九〇年代半ば以降、わりあい標準的な発言も見られる。

「延命と安楽死／これから、医療と倫理の関係が問われてくる時代になってまいりました。倫理委員会などと組織をつくって、どのような治療をするのか、どのような手当をするのか、これが問われてくる時代に入りました。

それはなぜかというと、現在の近代医療は延命、一分、一秒でも長生きさせようとするのを目的とする医療です。そのためには手段を選びません。／〔……〕／その結果、本人が望まない延命、あるいは、もはやこれまでと本人が納得をしても、なおわれわれが延命を図るという医療も出てまいりました。

ここに、患者さんご本人からも、無駄な医療、延命医療をしないように、あるいは自分が息をひきとる場所、自宅であれば自宅、病院であれば病院、息を引き取る場所をはっきりとしておくことが必要になってきました。これが実は安楽死、尊厳死の発想の元になりました。／要は、今まで医療に携わる者に一任されていた命、体というものを、もう一度ご本人の手に取り戻す、返すという考え方が出てまいりました。これが医と倫理の関係になってまいります。

インフォームド・コンセントという言葉があります。〔……〕／これから二十一世紀は、ますますこの考え方がはっきりしてくると思います」（早川［1996c:167-168］）。

他に、早川［1998:81-83］、早川［2003c:185-193］等々。

（25）『現代思想』二〇一四年九月号・特集：医者の世界に文章（山口［2014］）を寄せている山口研一郎によれば、六〇年代の往診を巡るできごとは「混乱期」、そして高齢の入院者の増加の頃が「第一次危機」の時期だという（山口［2013］）。それは慶応義塾大学での講義の再録であることもあって出典は記されていないので、その理解が山口自身のものかどうかはわからない。

（26）堀川病院の最初の院長だった竹沢徳敬（→註（5））は京都府立大学で教授会公開を要求する学生の運動に賛同し休職になり退職した人だった（早川［1980:105-106］他）。クリスチャンでもあった。

「退官後、市中に耳鼻科医院を開くが、診療のかたわら日本の医師のあるべき姿を、健康保健制度の民主化の中に打ち立てようと情熱を燃やされた。／特に健康保険の運用の中で〝この薬は保険では使ってはいけない〟

〝この注射は保険ではこれ以上使ってはいけない〟〝往診のしすぎだ〟〝二日で治るようなものに、なぜペニシリンを使ったんだ〟などと、医師の医療行為に制限を加え、病人の治療に当たる医師の良心を制限する官僚統制に、医師の力を結集して盾ついた。

その運動は、京都では日本の先頭を切って大波のように盛り上がった。／とかく萎縮しがちな医師に深い自信と確信を与える運動だった。／私はこれを〝医師の主体性の確立〟の運動だとみている。

そういう院長が、私たち青年医師の〝住民の中へ住民とともに〟医療活動しようとする動きに援助の手をさしのべてこられる。／いわば「医師の主体性の確立」と「患者の主体性の確立」との結合だった」（早川［1980:106-107］）。

「戦後の医師会運動を指導した竹沢院長は、「医師の主体性」を主張すると同時に、「医師の果すべき社会的な責任」をも医師運動の中で提案して実行をせまっている。／医師会の手による休日診療体制、看護、検査、放射線技師教育、医師会オープン病院、医師会主導の地域医療活動等々……。／しかし、その主張は医師の生活権保全の運動の強さにおされて、その頃は容易に実現されなかった。／医療機関の日本一多い京都が、土曜、日曜、深夜、お正月には無医村に近くなる時もあった。／私は、医師の主体性の圧迫は、「医療の萎縮」を呼び、患者の主体性の無視は、「医療の不信と荒廃を来たす」――／と思っている」（早川［1980:109-112］）。

「先生は、戦後の国民皆保険に従って、医師の医療における徹底した主体性を主張された。医師こそ、医療の主体である。と同時に、医師に高いモラルを持つようせまった。医師会立病院、看護教育、休日夜間診療の必要性を医師会運動として主張されたが、当時、その理解はなかなか困難であったようだ。

私たちは医療の主体性は患者にあり、住民にあり、と主張した。先生は、この運動を温かく見守り、援助してくださった貴重な存在である。／やがて、私たちの要請をうけて、二つ事で院長を引きうけてくださった」

（早川［1985a:225-226］）。

（27）他に自由診療を通したよく知られている人物として、ずいぶん長く日本医師会の会長を務めた武見太郎（一九〇四〜八三）がいる。武見は料金を取らないこともあったというが、他方で国会議員その他は幾桁かは違う金を置いていったのだという。

「武見太郎は昭和十四年（一九三九年）以来、死ぬまで銀座で診療所を開設していたが、健康保険は終生扱わなかった。全額自費診療だった。かつての武見診療所には、入口に「次の人はすぐ診察します」と書いてあった。

一、特に苦しい方／一、現職国務大臣／一、八〇歳以上の高齢な方／一、戦時職務にある軍人

おそらく戦時中に書いたものを、そのままにしていたのだろう。よく話に出るのは、それで武見の診察料はいくらだったかという話である。武見の患者は偉い人が多く、高額の金を払っていたにちがいない。料金表はない。いくらでも置いていってくださいという姿勢である。政治家で武見の患者だったある人に、「いくら払うんですか」とズバリ聞いたら、「いくらでもいいと言われると、少額というわけにはいかない。ちょっと診てもらったら一〇万円ですよ」と言っていた。昭和五十年代の終わりごろの話である」（水野［2003:51-52］）。

ちなみに水野肇（一九二七〜）は医事評論家、著書多数。次のようにも評された。

「日本に医療問題を論ずる人はたくさんいる。しかし、武見さんがテレビなどで相手にするのは、水野肇さん一人。医療経済の学者もたくさんいるが、そのなかで武見さんのレクチャーの相手をつとめるのは一橋大学教授の江見康一さんだけだ。この二人なら、武見さんの急所をつくような発言はしないからです。これは非常に露骨なんですよ。しかし、テレビをみている人はそんなことは知らない。この二人がいちばん立派な医事評論家であり、医療経済学者であると思っている」（岡本・高橋・毛利・大熊［1973:182］における岡本正の発言）。

（28） 誤った不正受給報道がなされ行政からも追及され、堀川病院の側が反論・抗議を行なったことがあったことを記した（→一二八頁）。それはたんに誤報道であっただろうが、同時に、制度を使えるところまで使いきり、制度の不備を追及することもなされた。さきに引用した「医師も人。医者も労働者。生きていく権利があり、休む権利があるとなる」の続きは以下。

「生活保護法による医療は、一番ひどかった。「生活保護の患者は、必要最低の医療を行うべきだ」との厚生省通達が私たちにおりている。／「何たる事だ！　生活を保護しなくてはならない患者こそ、最高の医療であるべきだ。食うに困っておればこそ、栄養もおとろえている。最高の食事と、充分な手だてが必要だ」と私たちは、どんどん治療をした。／何回も呼び出され、「濃厚治療だ」「過剰診療だ」と言われた。「何さ」と私たちは、生活保護患者友の会をつくって、患者さんと一しょに交渉してゆずらなかった。京都の人たちは、この運動を影に日なたに応援してくれた。これを、私は「都びとの反骨」と呼んでいる」（早川［1980:111-112］）。

（29） 高橋らの一九六〇年代から七〇年代にかけての保健薬批判を検討したものとして松枝［2013］。高橋は二重盲検法が採用されていないなど、漢方薬を含む薬の効能が科学的に実証されていないことを指摘し学界・業界を批判する多くの本を書いた。その限りで科学主義者であった。そのことを中川米造（一九二六～一九九七）――大阪大学で「医学概論」を担当し、学内外の幾人もの医療社会学・人類学者がその志を引き継いだ中川について、その弟子筋の一人、医療人類学者の池田光穂作成の池田［2007-］他のＨＰ掲載の文章――に問われて、次のように答えている。

「中川　先生の医学論でちょっとね私、危惧をいだくのは、七〇年代の医療は、コンピューターを使った数学中心の、いわゆるシステム医療という形で動いていくと思うんですね。そうすると、先生の考えているのがそっくり「敵側」に利用されてしまう危険があるんじゃないですか。

高橋　科学にしろ統計学にしろ、敵はそうやって歪めて使ってくる。それは十分覚悟の上で、こちらはそれを反撃のために使わなきゃいけない。「むこうは使う」「こっちは使わない」じゃ、もうゲバ棒しかないんですよ（笑）。先生が批判しておられる〝科学〟というのは、資本と権力によって毒された技術ですね。人間性を忘れ、栄誉とカネもうけにつながる技術。それに批判をもっている点はぼくも先生と同じなんですよ。

さらに、科学技術というものは、自然の法則をいかに使うかというものだといっても、無制限に使ったのでは自然破壊がおこる。原則的には、技術はなるべくちぢめていって、自然の中で生きるようにしなければいけない。ただし、現段階では、敵が資本に奉仕する科学技術を使ってやってくるとき、われわれは、やっぱり人民のための科学技術を使わざるをえない。

その意味で、われわれの立場は、「反技術」なんです。しかし、論理と物質性を無視した「非科学」の道はとらない。直観だけではとても勝てないですからね。武田製薬の「飲んでますか、アリナミン」に反撃するためには、こっちも学生たち有志に呼びかけて、いわば人体実験をやって、アリナミンの有害性を立証するデータを用意しなきゃならないんです」（高橋・中川・大熊［1973:153-154］）。

（30）　さきに引用した「今までのような、医師ひとりひとりの特技、治療に対する方針はだんだんと認められなくなって」という文章の直前は以下のようになっている。

「戦後まもない京都では、健康保険制度の普及につれて医師運動の柱として保険医協会は「医師の主体性の確立」を強く主張した。

健康保険の赤字を理由にともすれば制限治療、統制医療の強化される中で、京都独得の反官僚・反中央の土根性は、二枚腰のような反骨の抵抗運動を起こした。

私たちの病院の竹沢院長たち在野気骨の師が／「医師の主体性が守られてこそ、患者のいのちが守られる」

／と主張して確信をもって、医療の民主化の波を起こしていった。／それは医師の「良心」を守る運動でもあった。

当時、政府は「国民皆保険」の制度化を急速にすすめていた。国民から一定の保険料を徴収し、国は補助費を出して、乏しい財政の中から、国民はどこかの健康保険に入る皆保険の制度を推しすすめていた。／確かに〝誰でも医療にかかれる〟一応の保障は国民の要望でもあり、国民のいのちを守るのにすばらしい効果があった。／日本人の平均寿命は目にみえてのびていった。／しかし、乏しい国の補助では、国民保険はいつも赤字の運営にさらされた。／そのしわよせは、うなぎのぼりに高くなる国民の負担と、診療をあずかる医師側に、強く寄せられていった。／現場での医療は、同じカゼでも、病人のひとりひとりの顔がちがうように、患者の生活・体質・環境によってみなちがっている。従って治療の仕方も内容もちがって当然である。／ところが［……］」（早川［1980:109-110］）。

また鎌田實との対談では「医療の民主化」について次のように述べている。

「国民皆保険をめざす医療の民主化に住民が乗り出す町衆運動が盛り上がっていくわけです。それと私たちの学生運動が結びついていく」（早川・鎌田［2001:140-142］、早川の発言）。

（31）より非現実的ではあるが、皆が負担できるほど豊かになるという方向があるかもしれない。しかしこれでも公平とは言えない。費用の多くかかる人とそうでない人がいるから、同じ収入から負担するのならそれで暮らし向きがときによっては大きく変わるからである。だから別途支給されるべきだと言える。差異についての対応については立岩・堀田［2012］に収録されている立岩［2012a］で述べた。ただもう一つ、各自が十分を得ている上で各自が自由に保険をかけるという仕組みを構想することはできなくはない。

（32）日本ではとくに精神病院については民間によって経営されている。そして精神病院について起こったことは低金利の政府による融資であり、それを利用して多くの病院が建てられた。この種の支援によってよいことは起こらなかった。病院が乱立し収容者が増えていった。そして政府による融資を要求したのは、政府の介入への反対と「自由」を大きな声で言い続け、後に精神病院のことを「牧畜業者」だと発言した――その経緯については大熊［2009:247-249］――武見太郎（→註（27））だった。

（33）その診療所を辞するときに早川は次のように述べている。

「いい汗も一杯かきました。一番苦労したのは、美山に住んで、町の皆さんと共に生活しながら医療をつづける〝常勤医〟をつくることでした。初代の秦先生、高先生、大矢先生、その他各先生もみんな一生懸命に医療にとりくんで下さいました。むつかしい数々の峠がありました。ようやく、松本先生、桑原先生の両常勤医師を迎え、重い肩の荷をおろしました」（早川［2004b:202］）。

「むつかしい数々の峠」がどのようなことであったのか、その一つひとつも語り難いことであっただろうが、ここでは人を集めることの困難について語られている。このことに関連することを後記する。

（34）「たとえば介助サービスはあればあるほどよいというような性格のものではない。福祉機器にしても不要な機器は場所をとるだけのものである」（中西・立岩［1998］、より長く立岩［2012a:87］に引用）。

財のすべてについてそう言えると主張しているわけではない。一般に人は多くのものが得られるとよいとは思っているから、それについてはほしいだけというわけにはいかない。多くのもののなかには自分の行動も入ってくるだろう。すると補って（補われて）実現されるべき自らの行動についてはやはり無制約というわけにはいかないのではないか。このことについても『差異と平等』所収の立岩［2012a］で考えた。

さらに基本的には、そもそも病者や障害者という人たちが何を求めているか、同時に何を不要としているのかを問うべきである。そのことをおもに「自閉症」と呼ばれる人たちのことから考えてみようとしたのが『自閉症連続体の時代』(立岩［2014］)だった。自閉症という世界・人への対し方の異なり自体をなおすべきだとはならないことを述べた。

(35) 次のように続く。

「そういうツケが、今全部一挙に来たっていうことで、過剰な部分をへこまして平坦化すればいいものを、過剰な部分だけじゃなくて、不足していた部分もなお不足した状態にするというようなことをしている。それは問題が大きいけれども、少なくとも過剰な部分を平坦化してここまで持ってくるということについては、文句は言えないはずだし、率先して医者がやらなきゃいけなかったことだと思う。

医師会も日本の医者は自浄作用がないと言われていて、自分たちの中でお互いに批判し合ってどうこうすることができない。［……］一般の人が医者に好きなようにさせるとなにするかわからないっていう感情を持ったというのは、医者としては決定的にまずいことだと思うんだけど、そこに対して医者の側はなにも言ってこなかった」(山田・立岩［2008b:228-229］、山田の発言)。

(36) 診療報酬は個々別々に計算されて入ってくるが、そうして入ってくる総額をどのように仕分けるかはいくらか裁量できる。そのときどきにそれなりの収入をもたらす部分があった。例えばいっとき人工透析はそうした収入源だった。二〇一四年九月『現代思想』特集：医者の世界に小松美彦によるインタビュー(石井・小松［2014］)が収録された石井暎禧の病院は親譲りのものだったが、透析で経営的に助かったことを語ってもいる(市田・石井［2010］)。その収入を善用した病院もあっただろうし、たんに儲けたところもある(腎臓病と人工透析とそれを巡る制度の歴史について有吉［2013］)。

(37) 上野千鶴子の対談集にも収録された対談(上野・立岩［2009→2015］)等でもこのことを述べている。

(38) ずいぶん前に書いた村上陽一郎の『医療』(村上［1996］)の書評より。以下で［……］とあるところが本文に引用した部分。

「医療を論ずる多くの文章・発言について感じることなのだが、医療について語りながら、医療に内属してしまっていく傾性がこの本にもなくはないように思う。明治政府や占領軍の政策が取り上げられ、また現在の問題としては薬価差益の問題などが取り上げられ、相当の記述は行われており、医療の安全性に関する対処の仕方についての指摘にしても、保険医療のあり方についての提言にしても、多くの人が納得するだろうものであり、私自身もほとんど異論はないのだが、医療という仕事、医者という職についてもっと外側から見る視点があってよく、また、そこからの、またそのための歴史的な探索という方法があるのではないか。受験が上手な学生ばかり医学部に入ってきてよくないと指摘され、その指摘はその通りだとして、著者がそれに対して提案するのはリベラル・アーツ（一般教養）の重視である（終章）。これもよいことだと思う。けれども、問題にもっと直接に応ずる手はないものだろうか。

［……］医者がよい医者であってほしいという主張はまったく正しく、そのための改善策の主張も正しい。だが、権威主義や、受験における人気等々から医療と医者を解き放つことがもしよいことなのであれば、医療をもっと突き放して考えていくこともできるように思うのである」（立岩［1996:8］）。

(39)　なすべき医療行為をしたことについて行政・財政側から「濃厚医療」だと非難され、早川らが憤り抗議したことを紹介した（→註（28））。非難に抗しながら、責任を果たそうとした。それは一貫した行ないとしてあった。私がこれまで書いてきたものからも誤解はないはずだが、私は「過剰医療」というずっとなされてきた批判を繰り返したいのではない。そうした非難に対する反論が正当であったことがいくらもあることを認める。そうしたところから政治・権力からの自律が主張される。そしてそれは、例えば京都の人・組織については、国家・中央への抵抗であってきたという言い分にもっともなところはある。

ただその上で、おおまかな傾向としては業界団体は収入に関わる発言・活動により熱心になることが多い。これは自然なことではある。堀川病院の初代院長であった竹沢（→註（5））は京都の私立病院協会の会長も務めている（早川［1980:109-112］）。そしてその中でよりよい医療を医療者たちに呼びかけた。医師会の選挙で政党支持をより緩くする方向を掲げて落選した。一九八〇年頃は十全会病院が国会等で問題にされていた時期でもある。だが知る限りその病院に対して京都の医療界はさほどのことはできなかった。竹沢の死去について早川［1985b:88-90］。

ちなみに、業界団体が業界を守ろうとすることと、正義を掲げることは、相反しないこともある。悪質な部分を非難・排除して「自浄作用」を示すことも、ときには――実際にはあまりなかったが――自らにとって益がある。この時にもっとありえたように思うがさしたる動きはない。既述したように、「終着駅」として相当の部分をこの病院に依存しているということがあったかもしれない。問題をただしく一般化すれば自らに及ぶという現実的な危機感はあまりあったように感じられないが、保険審査の問題も含め既成の体制が問題化されることを回避する傾向があった可能性はある。

（40）ごく小さな集まりから、自治体と自治体、国家と国家の間の関係まで同じことが言える。例えばある国が、人の出入りを自由にしたうえで、きちんとした社会的分配を行おうとする。すると貧しい人がたくさん入って来て、裕福な人たちが出ていってしまって、やっていくのが困難になる。すると互いを見合って、各国ともたいしたことができなくなる。実際には言語や文化の異なり、そして人の出入りに関わる規制によって、そうしたことはそう大規模には起こっていないにしても、可能性としてはそうなりうるし、また人の出入りの規制は基本的には望ましくない。すると原理的な解は、聴衆と分配における国境の無化・普遍主義、国際主義であり、世界同時、であるということになる。そしてそれは小さな作業所等々についても言える。立岩・アフリカ日本協議会編［2007］に再録した立岩［2001］、『希望について』（立岩［2006］）Ⅲ「境界について」にある幾つかの文章他でこのことを述べている。

第4章

早川一光の臨床実践と住民の医療運動

一九五〇年〜一九七〇年代の西陣における地域医療の取り組みを手がかりに

西沢いづみ

本章では、一九五〇年に住民とともに京都・西陣に白峯診療所を開設し、その後改組した医療法人西陣健康会堀川病院（以下堀川病院）を拠点としながらも、病院内での診療活動を超えて住民本位の医療実践を展開した医師・早川一光に焦点を当て、その実践から住民の医療運動を考察する。

現在、京都西陣に存在する堀川病院は、一九五〇年に住民の出資によって設立された白峯診療所を前身とする中堅規模の民間病院である。白峯診療所の開設以来、地域での保健・医療活動を地域住民が中心となって展開してきた。奈倉道隆（1978）は、地域住民の主体性に注目し、住民の組織が地域社会そのものを療養の場とするよう活動を続けてきたことに注目している。西陣の地域性や医療と住民の関わりを歴史的に追ったものに西池季一（1976）、孫治斌（1998）、西沢いづみ（2011）がある。孫（1998）は、地域における実践を住民運動として捉え、今日の高齢者医療を軸とする地域作りに示唆を与えた、と分析している。一九八〇年代になって、「在宅看護」「地域医療」という言葉が普及すると、保健・医療と福祉の先駆的な体制として堀川病院での間歇入院システム（1）や居宅療養体制（2）の実践があげられるようになった（朝日新聞一九七九年三月二五日大阪版；奈倉 1981; 佐藤進 1989; 黒岩卓夫 2008）。奈倉（1981）は、これらのシステムは、住民主体の立場で実践されることで、保健・医療と社会福祉のつながりが確立されると分析している。いずれの先行研究も、住民の能動的な活動をもとに、住民側の論点あるいは組織的な観点に立って、白峯診療所・堀川病院の医療実践をみようとするものである。

確かに、実践の原動力として、住民の結集した力は大きい。その根底には、主体性を尊重し、住民の要求に合わせた医療を構築したいという住民自身の思いがあった。しかし一方で、住民の自覚的な医療の参加には、医療における問題を把握し、運動の方向性を明確にし、維持していくために医療者が必要であったことも確かだろう。その中心的存在であったひとりに早川一光がいる。早川は白峯診療所開設以来、約五〇年間、西陣で医療運動に関わってきた人物である。早川自身の発想やそれを実現するための企画や行動力が、この運動に与えた影響も少なくない。したがって、早川の人間をみる視点や、経験から紡ぎ出された医療観を通して、西陣地域の医療運動がいかなる経緯で転換・展開してきたかをより深く読み取ることもできるのではないだろうか。

そこで本章では、住民参加の医療運動が展開されていくうえで、その組織のいわば「結び目」となった早川一光をとりあげ、彼の生きた時代の文脈に沿いながら個人と組織の歴史的過程を並行に眺めつつ、彼がどのような姿勢で住民とともに運動を展開しようとしたのかを明らかにしていく。対象とする期間は、終戦前後から堀川病院が老人医療の実践に取り組んだ一九八〇年前後までとした。往診・訪問看護など、地域での実践が間歇入院制度や居宅療養制度などの先駆的なシステムを生み出した住民との運動の過程にあたるからである。研究方法は、できるだけ時代ごとの彼の思考特徴を明確化するため、早川の論考、著書を収集した。また堀川病院の機関誌『助成会だより』『こうほうほりかわ』を資料としたほか、『中日新聞』『京都新聞』『京都府立医科大学百年史』などを使用し、社会情勢を把握した。

1　先駆的発想の背景　終戦から白峯診療所設立まで（一九四五年〜一九五〇年）

父親の影響と学生自治運動

一九二四年に中国の瀋陽で小児科医の次男として早川一光は生まれた。四歳の時に父・朋光の郷里である愛知県知多半島の尾張横須賀に戻り、そこで幼少期を過ごした。朋光は、小作農家に育ち経済的に余裕のある環境ではなかったが、まじめで勉強好きであり、名古屋市にある愛知県立医学専門学校（現名古屋大学医学部）に入学した。卒業後、京都大学で百日咳の研究者として一年ほど生活した後、中国の瀋陽に渡ってその後地元に帰り、一九二九年に開業した。都会でも医者が少なかった当時、田舎で子どもを専門に診てくれる医者の存在は貴重であった。その地元の人たちに応えるかのように、外来と往診を実践した朋光の姿をみて早川は育った（加来耕三 1984、早川一光・渡辺武男 1997）。往診に使用する自転車を磨くのが早川たち子どもの役目であったという。封建的で気骨な人間であったと早川は回顧しているが（早川 1978a）、「親父をして、この田舎に土着させた力は村の人々の心だった」（『京都新聞』一九九五年二月二三日夕刊一面→本書四八頁）とも述べる。自分を必要としてくれる地域の人たちの存在を重視した父親の医療観が、その後の早川自身の医療実践につながる点は見逃せない。

早川が尋常小学校に入学した時に満州事変、旧制東海中学に進学した頃に日中戦争が勃発し、国家総動員法が成立した。早川の大学までの学校教育は一五年戦争とともにあった。戦時教育によって軍国調に惹かれていた早川は、頭の良い同級生が、陸軍士官学校や海軍兵学校に送り込まれることや、京都府立医科大学入学後も、医療関係徴用令によって先輩たちが軍医として徴集されていくのを、うらやましく思っていた（早川 2009a）。そんな青年の心が崩れ落ちたのが、一九四五年八月一五日、大学三回生の時である。

非常に大きなカルチャーショックでした。今までに正しかったことが正しくない、間違っていることが正しいという価値基準の一八〇度の変化、これが青年の心を揺さぶりました。それは軍国主義から民主主義への転換ですから、自分の頭を変換するのに大変でしたよ。今でいうマインドコントロールをされていましたからね（早川・渡辺 1997）。

早川がいう「価値基準の変化」は、終戦を契機に多くの人たちが経験した時代精神のひとつである。このような経験を、井上俊（1973）は、「世代主義の発想によりかかりすぎることは危険」（井上 1973:7）としながらも、「ある世代がおかれた、ある程度共通的な『状況』というものもありうるし、またその『状況』のなかで、その世代の人びとにある程度共有された『体験』というものもありうる」（井上 1973: 7）と分析する。また、「死にがいの模索から生きがいの追求へという方向転換」（井上 1973:6）は、戦争から平和への移行を象徴するものであったと述べている。早川もそれと共通した「状況」と「体験」を通じ、みえない展望をもちつつもゼロからの出発地点に立ったのである。軍医として徴集されることに憧れていた早川が、「もう少し早く生まれていたら軍医となって戦死」（早川・渡辺 1997: 48）していたかもしれないという感覚をもつようになり、運としかいいようのない生を、「生かされている」（早川 2009b: 57）と捉えるようになった。早川は、「占領軍の持ち込んできた『民主主義』」（『京都新聞』一九九五年二月六日夕刊一面→本書一七頁）に魅了され、同時に、マインドコントロールされた自分自身の変換の苦しみは、「権力」への不信となって現れた。自治あるいは自己の滅却を良しとする戦時教育への憤りでもあった。このことが、学生運動に没頭する契機となったのである。

一九四五年、文部省が自治的交友会を再編するように全国に通達したが、京都府立医科大学でも学生自治会を発足させる機運が出始め、同年一一月二七・二八日に第一回学生大会が開かれた。復学・復員した先輩、予科生、女子医学専門学生たちが、食料供給に関する学校当局の援助を始め、学生自治会の設立欲求、教授会の公開要求などを相次いで掲げた（京都府立医科大学百年史編 1974: 215）。早川も、大学法案闘争、授業料値上げ反対、教育への学生の自主的な参加を要求するなど、学生自治運動に打ち込んだ。

学生大会に始まった学内民主化運動は、大学構成諸団（たとえば、教授団・予科教授団・事務職員団、雇傭人団・看護婦自治団など）に自治組織をつくり、それらを結集した機構として京都府立医科大学協議会が結成された。この機構について京都府立医科大学百年史編では「各団を含む大学構成諸団体の対話がなされるということは、大学自治の一つの理想に近い形態の運営であろう。とくに大学管理運営の主体である教授会も、教授団として、他の協議会構成諸団体と同格に参加している点が注目される」(京都府立医科大学百年史編 1974: 220) と述べている。早川が、白峯診療所および堀川病院の運営方式として住民組織を重視したのも、この協議会方式が影響していた。

授業料値上げは、当時の物価高騰に伴うとはいえ、昭和二二年当初年間九六〇円の授業料が昭和二四年には五四〇〇円まで上がり、退学者・休学者が続出した。自治会は、学費がないために就学できないことは誤っているとし、学校側に何らかの措置をとれと運動した。

授業料値上げにも不払い運動で反対したが、国家権力がどうこうという理屈ではなく、生活に困って授業料さえ払えない同級生がたくさんいたから力を合わせて守ったにすぎなかった(『中日新聞』一九七九年五月二八日夕刊)。

学生たちは、街頭に立って市民の支持を呼びかけ減免措置を学校側に要求した。京都府立医科大学百年史によると、「自治会は大学当局に反対を表明するのではなく、街頭で市民の支持をよびかけるとともに、府会を傍聴し窮状を訴え、遂に予算案審議に際して授業料総予算額の一割の減免措置をとれという付帯決議をつけることに成功」(京都府立医科大学百年史編 1974: 215) したと記述されている。大学法案紛争においても、教育の民主化が次第に管理化される傾向に対して、対策委員会を設け反対運動をおこした。早川はやがてマルクス主義に傾倒し、学生運動の活動家として日本共産党へ入党するのである。

第二次世界大戦前後の学内民主化運動

一九三八年、国家総動員法が施行され、全国の医科大学と同様、授業も戦時体制に備えた軍事衛生・軍事免疫・ガス防護などといった特別授業も入り戦時意識の高揚が図られるようになってきた。戦時体制を批判する学生たちは、学内においてもその存在が顕著に現れるようになり、社会科学研究会(社研)が結成され、「エンゲルス『空想より科学へ』『自然弁証法』永田広志『唯物弁証法講話』マルクス『資本論』をテキスト」(京都府立医科大学百年史編 1974: 179)の読書会がもたれた。早川は当初、社研の存在は知りつつも関心はなかったが、終戦後、その読書会や学生の自治会運動に関わり出したことが医者としての生き方の新たな出発点となった。早川は自治会運動を通じ、後に仁和診療所を設立した松本伸也や上京診療所を設立した野中弥一(当時泌尿器科助教授)とも知り合っている。終戦を機にした価値基準の変化は社会的な動向であったとしても、そこに介在した日本共産党員同士のつながりはその変化に不可欠であった。そのことは否定しがたいが、早川の場合、変化の契機となるものが潜在的に存在していたとも考えられる。すなわち、医療の主体である住民の存在である。早川の父・朋光が示した住民に対する実践の姿は、やはり早川の脳裏に存在していたのであろう。

早川は、卒業後（一九四九年卒業）、望月成人教授がいる第一外科に入局するが、一九四九年一一月に起こった女子医専教授会流会事件（3）で放学させられた学生の復学運動に加担していた。朝鮮戦争を前にしたＧＨＱの方針転換の最中、学内の民主化に反対していた一部の大学教授からは「赤」としてマークされていた。当時は、医局入局から博士号取得のコースが一般的であったが、早川は学生の復学運動を理由に、一九四八年から始まったインターン制度申請も不許可となった。「君がいると、大学から研究費がこない」（『中日新聞』一九七九年五月二八日）と教授にいわれ、半年の入局で大学を追われた。同様に大学から追われた松本伸也や真鍋貴らとともに、労働者のための診療所、いわゆる「民主的診療所」（『こうほうほりかわ』昭和五一年一〇月一五日第四九号）の設立運動に取り組んでいった。早川は、一九五〇年五月に設立されていた仁和診療所に出入りし、西陣の住民の人たちと懇意になっていった。

学生の自治と住民の自治

望月教授の外科医局を追い出された早川は、すでに自分の医療の将来像を描いていた。

プロレタリア民主主義、労働者の解放といいますかね、マルクス、レーニン、毛沢東、スターリンという思想が僕の頭を洗脳していくわけですよ。そうしますと……リンカーンじゃないですけれど「住民のための住民による住民の医療」というのがあってもいいじゃないかと考えたのが私の原点です。そういう医療を作り上げたい（早川・渡辺 1997）。

早川に「そういう医療」を抱かせた大きな要因は、上京区の生活を守る会（以降、生活を守る会）の人たちとの出会いである。生活を守る会は、一九四九年のシャウプ税制改革後、全国各地に発起した「生活と健康を守る会（生健会）」と同様、営業税撤廃運動（4）を中心とした零細企業者の組織である（全商連史編纂委員会 1991）。上京区では、後に日本共産党から市会議員になった果物屋経営の平田敏夫が中心となり、「払える税金」（堀江英一・後藤靖 1950: 91）をスローガンに賃織労働者や関連産業商店主が結束し、一九四八年には上京区全体を覆う四〇〇〇名ほどの組織となっていった（上京民主商工会編 1987）。早川は、女子医専教授会流会事件で休職させられた野中助教授らを通じ、彼らと出会い荒廃した住民の生活と医療の状況を知るようになる。当時、京都府立医科大学の向かいの自転車屋に下宿をしていたが、早川が今でも「おばちゃん」と慕う下宿屋の増田キヨ子氏（大正一一年生まれ）は以下のように語った。

早川さんは、医局に通いながらうちの主人や生活を守る会の仲間たちと二階の自分の部屋で夜な夜な話しこんでいました。私は難しいことはわからんけど、饅頭屋のNさん、お茶屋のKさん、餅屋のTさんら、出町商店街の小売り店主たちが集まったはった（著者によるインタビュー二〇一四年二月二一日増田さん宅にて)。

早川は、彼らとともに、差し押さえのためにトラックで徴税を強行する税務署に対して抵抗を繰り返した。

税金を払わんというのではない。自由申告を認めろ！　ものを言わせろ！　税金の使い方を言え！　わてらのために税金を使え！　納得いく説明を！――口々に叫ぶ町民の金きり声は、まさに自衛・自立・民主を要望する声だった(『中日新聞』昭和五四年五月二一日夕刊)。

早川は、続けて述べる。

大学運営の民主化を叫ぶ教官と学生は、生活の民主化を望む町衆の声に心を打たれずにはいられなかった。町衆からトラック襲来の一報が入るや、学校の門を出て、駆けつけてトラックの前輪の所に寝ころび〝出るならおれをひいて出ろ！〟と叫ぶ。こうして庶民は生活を守るために文化人と協同し、学生は「誰のための学問か」を体で知っていった(『中日新聞』昭和五四年五月二一日夕刊)。

早川の懐古する「自衛・自立・民主を要望する声」と「納得いく説明」は、さまざまな学生の要求を協議会方式で臨んだ自身の学生自治会運動とつながる。「生活と権利を守る人民の闘争」（日本共産党中央委員会出版局 1972:111）という日本共産党の指導の下、住民との運動で実感した「誰のための学問か」という問いは、早川自身がもつ権力に対する抵抗とともに、階級闘争として医療運動が位置づけられていく過程にあった。

2　地域医療の出発点　住民の中への精神（一九五〇年～一九六〇年）

住民出資による自立と共生

一九五〇年の京都市勢統計によると、上京区の医療扶助、生活扶助数は、京都市のそれぞれ二九・八パーセント、一九・九パーセントと、もっとも高い比率をしめている。西陣の零細企業の労働者たちは、当時健康保険の加入が困難で、病気になっても医療にかかれない人たちが多かったからである。主な疾病は結核、赤痢、コレラなどの感染症であった。そこで、生活を守る会を中心に「自分たちの健康は自分たちの手で守ろう」（早川 1956: 2）と住民出資による医療機関の設立運動がおこった。「自分たちの健康は自分たちで守る」という言葉は、戦前の無産者医療運動における「無産者の救済は無産者の手で」（堂本義明［1936］1990: 6）、あるいは、それを引き継いだ戦後の関西医療民主化同盟による「人民の健康は人民自身の手によって守る」（関西医療民主化同盟［1948］1990: 13）を出発点としている。日本共産党の指導のもと、「働く人々の医療機関」（岩井会編 2001: 20）が、働く人々の出資によってつくられたのである。西陣の人たちにすれば「五円、一〇円とお金を集めて、自分たちがかかりやすい、お金がなくても診てくれる診療所」（早川 2006: 1118）をつくろうとしたのであり、医療者たちにとっては「赤」の医療機関に金を貸してくれる銀行もなく住民に出資してもらうしかなかったのも現実である（早川・渡辺 1997）。重要なことは、出資する住民の主旨、すなわち「寄付でもカンパでもない、自分もこの医療に参加する」（早川 2010: 56）という決意がこめられた建設資金であったことだと早川は振り返る。自らの健康と暮らしを守る運動を積極的に起こそうという住民とひざを交え語りあった様子は、既述の増田氏へのインタビューからうかがえる。この運動によって、一九五〇年、京都では上京区と北区に、仁和・白峯・柏野・待鳳の四つの民主的診療所が設立された（京都民医連30周年記念実行委員会 1983）。早川は、営業税撤廃運動で知り合った、当時西陣学区で織屋を経営していた神戸善一（一九三五年〜一九九二年）(5)とともに白峯診療所の設立運動に参加した。

住民が自分の身体は自分で守る、自分たちの暮らしは自分たちで守るという、盛り上がるような住民運動のなかに本当の医療があるのではないかと思いました（早川・渡辺 1997: 49）。

早川のいう「本当の医療」とは、「自分たちの暮らしは自分たちで守る」という言葉から、住民の生活の中に医療があることを意味している。早川はこれを言い換えて「生活医療」（早川 1981: 773）と表現し、「そういう生活医療を地域の住民と一体となって、さらに根付かせていきたい」（早川 1981: 773）と述べている。そのために、「住民の中へ」（『中日新聞』一九七九年五月二八日）入る必要があったのだ。

この運動の中で、早川は以下のような経験をする。診療所づくりの資金にと一〇円玉をもってきた日雇いの女性の言葉である。

「ワテは丈夫やさかい、この診療所にかからんかも知れんが、もっと困っている人が、ここにかかって、いのちが助かるんやったら」（早川 2009c: 10）。

この女性の言葉から、早川は住民の自主・自立のための運動とは、住民と共に生きる運動であることを知った（早川 2014）。同時にこの共生の中に自分たち医療者が存在していることを認識したのである。自分の身体は自分で守るという自主・自立は、住民同士あるいは住民と医療者の共生、そして互いに医療の実践を模索する同士であるという意味も含まれていたのだ。

住民の中に、住民と共に

一九五〇年九月、三〇〇人あまりの住民がわずかな資金をもちより、総額三万八〇〇〇円を元手に織屋の小谷利兵衛の家の二間を借りて白峯診療所が設立された（京都府公報昭和二五年一一月一〇日）。女子医専教授会流会事件で放学された学生たちもこの診療所を手伝った。元女子医専教授で耳鼻科の竹澤徳敬（1905～1983）（6）や、市内で小児科を開業していた松田道雄（1908～1998）（7）が、結核治療や診療を援助した。

早川たちは「出っ張り医療」「踏み込む医療」（早川 1976: 6、1981: 765、鎌田 1999: 40）を実践した。住民や患者の家に出かけていく医療である。今でいう在宅訪問・往診である。初期の頃は地域の人の案内で、在宅で病んでいる人を探してまわった（谷口政春 1988）。この実践によって、経済的あるいは疾病に関する情報不足が理由で診療所に来られない・来ない人たちの存在を知り、衛生・労働の環境と疾病の関わりに気がつくのである。住民の生活・暮らしをみて人を診る。早川にとってこの医療のかたちは必然であり自然であり、自身の地域医療の出発点となった。早川とともに働く医療者たちが、治療だけの問題ではなく生活環境との関わりを重要視できたのも、実際に住民の中に入り住民の生活を知ったからである。その後、暮らしの中に病気があり環境の中に病因があることなどを住民が自覚できるよう医療懇談会を設け、地域の健康管理活動を始めた。「住民の中へ」の実践で、「福祉と医療はもともと住民のためにある」（早川 1978b: 4）ことに早川は気づいた。この考え方は、往診・訪問看護、それを土台とした居宅療養体制の基盤となり、同時にこのような実践が可能となるような医療保障・社会保障体制の充実を住民とともに訴えていった。「政治は住民のもの、住民の要求こそ政治の基礎であること」（助成会だより一九七一年四月七日第八〇号）と早川は強調した。

ところで、一九四五年に長野県佐久総合病院に入り、農村医療を臨床の場として、さらに学問として築き上げた医者に若月俊一がいる。彼は、「農民のなかへ」（若月俊一 1974: 117）というスローガンを掲げ、農民の暮らしと医療を結びつけていった医者である。地域医療の先駆者として、若月の実践をあげる先行研究は膨大である。若月は、ツルゲーネフの「ヴ・ナロード（人民の中へ）」の運動に惹かれ、「住民のなかに入っていくことがいちばん大事」（鎌田 2001: 89）であり、その精神がなければ「本当の地域の医者にはなれない」（鎌田 2001: 89）と語っている。早川は「若月さんのあの六〇年、七〇年の歴史というのは、僕の教科書です」（早川 2006 : 1118）という。早川が地域医療の先駆者として若月を指針としていたことは確かであり、「若月先生が農民のなかにというのだったら、私も町衆のなかにありたい」（鎌田 2001: 142）という思いを抱いていたようである。若月よりも一回り以上若い早川は、若月が体験した出征・検挙・投獄の経験はなく、若月のように軍国主義に抵抗する社会科学研究会やセツルメントの活動も経ていない。西陣で医療を実践し始めた一九五〇年代は、交流はなかった(8)。しかし、若月が「住民を診るということは、その地域内で住民の生活や労働や環境をみることなしにすまされない」（若月 1976: 662）と捉えたと同様に、早川も「出っ張り医療」や「踏み込む医療」を実施し、住民と語るために医療懇談会を実践していった。

助成会の住民本意の運営

白峯診療所が結成された三ヶ月後、早川たちは理事会をつくった。その理事会は住民側から八名、医療者側から七名の、一五名からなる組織であった。地域理事八人は各学区から選出された。八対七の組織形態を住民優先体制だと論じる先行研究は多い（山口研一郎 1995; 孫 1989; 鎌田 1999; 新井光吉 2003）。

一九五八年、白峯診療所が医療法人西陣健康会堀川病院（以降、堀川病院）（9）に改組した時点で、地域理事を中心に「助成会（後に健康会）」（昭和三四年堀川病院助成会会則より）が結成され、堀川病院を住民出資で支えるとともに「市民の健康を守り、社会保障制度の啓蒙と活用を計ること」（昭和三四年堀川病院助成会会則より）を目的とする任意の活動団体となった（10）。病院の出資社員総会（最高意志決定機関）の諮問機関となる評議委員会は、各支部から選出された助成会員三八名から構成されており、病院の経営内容は必ず地域住民の承諾を得たうえで決定された。また職員たちは、各学区の担当を決め学区の助成会の人たちと交流し生活や仕事の様子を知った（『医療生協助成会だより』昭和四〇年一二月一日第五二号）。病院の研修医や看護師の新人教育のオリエンテーションでは、助成会の役員も町の歴史を語り、地域に連れ出し、住民と医療機関の関わりを説明した（『こうほうほりかわ』昭和五二年四月一五日第五五号）。助成会は病院組織として特異的な存在であったといえよう。堀川病院になってから、住民出資の方法には、利子のつく積立金制度・設備金借入制度と、つかない出資社員制度があった（『医療生協助成会だより』昭和四二年四月一日第六一号）。白峯診療所時代と比べ、会員も額も増大し（11）、出資した住民側にすれば「住民のニードにあわせた経営」（鎌田 2001: 173）が重要となってきた。そのためには、職員組合（一九五四年一〇月に白峯診療所職員組合として成立――助成会発行の「白峯から堀川へ」資料集私家版より）と助成会が、経営や医療方針の議題を常に理事会にかけた。理事会にかけるということは、地域住民に公開し、医療懇談会で話し合い「経営から医療方針まですべてみなさんと」（早川・渡辺 1997: 50）相談しながら運営することである。公開・議論の方法は、学内民主化運動における協議会方式と同じであり、それを助成会や理事会として表現したのであるが、早川たちにとっては、目の前の現実を住民とともにどう乗り越えるかの模索の連続であった。しかし、その連続が「住民のニードに合わせた経営」（鎌田 2001: 173）や医療のかたちをつくり、「住民本位の運営」（医療法人西陣健康会堀川病院編 1998: 13）となった。ここには、「カネも口も出す以上、経営上の責任も住民側がもとうという自主的運営があり、結果的に住民の要望を反映し、組織の拡大につながった」（医療法人西陣健康会堀川病院編 1998: 13）という。住民の自衛とは、共同運動体すなわち病院を守ることにあった。診療所開設当初、日本共産党員であった早川は、前衛で先導し共同体を守る勢いがあったことは否定できない。「西陣の健康は俺達が守る」（早川 1956）という言葉はそれを表す。しかし、住民の自主性を守ることは、共同体を先導することではなく「最後まで随伴」（早川 2009d）することだということを学んだという。住民運動における早川の位置は、「先頭」から「住民の中へ」そして「住民と共に」という形をとるようになる。「政党が決定するよりも大衆が決定する」（『こうほうほりかわ』昭和五一年九月一五日第四八号：3）という発想は、「上からの指令でやって行こうという体質の組織」（『こうほうほりかわ』昭和五一年九月一五日第四八号：3）と合わなくなってきたという。早川は、鎌田實との対談で「大衆追随主義だ、党派制が失われるという批判が出て……政党からみれば困った存在だったかもしれない」（鎌田 2001: 144）と振り返っている。詳細な理由は確認できていないが、早川は一九六三年に離党した。堀川病院が京都民主的診療所連合会（現・京都民主医療連合会）を離れたのは、その二年前の一九六一年である。

3　医療実践を通した住民の運動（一九六〇年〜一九七〇年代）

臨床医としての公衆衛生活動

白峯診療所時代の地域保健管理活動は今でいう公衆衛生の活動であるが、現場での実践を重視する早川たちは、公衆衛生と臨床、すなわち保健と医療に壁をつくらなかった。患者の立場からすれば、臨床的な治療と環境の改善の両面が必要であり、生活のなかに公衆衛生と臨床を位置づけた早川たちの実践は疾患予防や環境改善に役立った。

ところで、住民主体の医療として重要なことは、住民自身が健康の主人公であり、住民自身が健康を管理することである。一九六〇年八月、当時の堀川病院院長竹澤徳敬と谷口政春医師らは、堀川病院と京都府立医科大学との合同研究会である西陣医学研究会（西陣医学研究会設立準備有志一同1960私家版）を発足させ、一二月に上京区内の翔鸞学区と室町学区を対象に疾病の調査を初めて行った。その結果、肩こり、腰痛、のぼせ、高血圧など、機織り仕事の環境や不規則な食生活などからくる西陣独特の疾病を「西陣症」または「織屋病」として発表している。その後もそのつどテーマを決め調査が行われているが、初期は医療者を中心とした健康管理活動であった。住民が健康に関して自覚的に運動を始めたのは一九六〇年代半ばになってからである。近代医療の情報を導入しつつ、住民の自主的な勉強会から始まった数々の患者会の発足がそれを表す。たとえば、脳卒中後遺症の人たちの「半歩でもの会」（『朝日新聞』一九七六年二月一八日朝刊、京都版一三面）は、脳卒中を救急体制で救いつつ、助かったいのちのリハビリを在宅で始めた会である。患者グループの会、家族の会、そして地域へと、疾患を通して住民が連帯した例である。「半歩でもの会」の命名者である早川は、会について以下のように記述している。

堀川病院には、入院、退院後、急患往診後などその経緯いかんにかかわらず、とにかく「自分の卒中は自分で治そう」「もう一度たちなおりたい」「なんとかしよう」と模索する人たちがいる。そういう人たちが集まって、病院のリハビリ・チームとタイアップして自主的に年間行事を組み、会費（活動費）を出し、卒業式を企画し、「世話される人から世話されない人へ」「世話されない人から世話する人へ」をスローガンに、人の世話ができる行動と心掛けを取り戻したい人を、みんなが確認の上、卒業証書を与えてO．Bと呼び、後輩のケアを担当していただいている患者の自主的組織である（青木信雄・早川一光 1978）。

この「なんとかしよう」という思いは、患者や医療者だけではなく、家族・地域住民・ボランティアなども同様にもっていた。そこには現実を「住民と医療者の合作」（早川 1976: 4）という工夫で乗り越えていく構図が必要である。高血圧の会「長寿会」も、食事や生活形態の改善など住民自身が暮らしを点検し、一緒に勉強していこうという住民の運動から始まった住民の組織である。例会は常に医療者も参加し、血圧測定、健康講座と座談会、栄養管理者による料理教室、レクリエーションなどの文化活動も取り入れられた。長寿会の命名者である谷口医師は「卒中をかかえた家族の苦労と、自分も卒中になるのではないかという恐怖、不安をもった人々が卒中にならないですむのであれば……。そしてこれらの人々を組織していくことが連帯感を生み、生きがいに結びついていくのであろうか」（谷口 1976: 30-31）と、住民が住民を組織する活動として長寿会を分析している。自分自身で健康を管理するという自覚は、例会を積み重ねることで高まっていったとみられる。この他、「がんをなくする会」、糖尿病友の会「つづれ会」、一人暮らし老人友の会「とこしえの会」、喘息の会「コマクサ会」などが一九七〇年までに結成された。勉強会には医療懇談会と同様、医療者や事務職員なども参加した。一九六九年に手織り労働者の健康増進と生活改善を目的とした「西陣手織り健康調査」が行われたが、住民が「西陣手織り健康会」(西陣手織り健康会 1979 私家版)という組織をつくり、住民自身が地域を廻りよびかけ、調査に協力した。その際の健康診断は、病院の都合で平日を利用するのではなく、職人が休み易い休日を使って行われた。

間歇入院システムと居宅療養体制――一九七〇年代

住民のニードに合わせた経営が基本的に構築されていれば病院はつぶれない、と早川はいう(鎌田 2001)。しかし、高度成長期とともに住民のニードや医療者の要求が多岐にわたると、これほど困難な経営システムはない。早川は、「診察を受ける側の立場に立つのはとても努力がいります」(『こうほうほりかわ』昭和五一年一〇月一五日第四九号)と松田道雄との対談で本音を吐いており、「医療を受ける側と提供する側の利害が一致するはずはなく」(鎌田 1999: 42)と、異なる立場での議論や納得の困難さを語る。そのひとつに堀川病院が創設した間歇入院システムの実施がある。

一九七〇年に入り、老人医療無料化制度が実施され、老人は受診の機会を得たが、その一方で長期在院を容易にした。長期在院による満床は、緊急患者や治療を要する患者たちの収容を不可能にし、病床回転の停滞をうみだした。堀川病院では一九六七年頃から受診も入院も増加し始めた(12)。高齢者の単身、老夫婦だけの世帯が増加し、病気が治っても家に帰りたがらない、あるいは家族がひきとりたがらないといった徴候が現れ始め、同時に地域病院の使命のひとつである新患や救急患者の入院が受け入れられない状況になった（青木 1976）。そしてそれは経営困難の要因にもなった。地域住民からは、入院したいのに病院に入れない、救急なのに受け入れを断られたという不満が高まってきた。また、院内からは、最新の医療や技術を求めた若い医師や看護婦たちから苦情が出た。長期入院する高齢者の生活介護に時間を費やし、技術的な要求が満たされなかったからである（竹澤徳敬・谷口政春 1977）。開設当初からいる医師たちと若い医者との間にも亀裂が生じた。この問題解決のために、一九七〇年、吉田寿三郎（当時大阪医科大学教授）と奈倉道隆（当時京都大学病院老年科講師）の協力を得て、院内に老人問題研究会が結成された。地域住民とともに、長期入院の事例検討を重ね、高齢者の身体や生活機能の早期復帰のためには長期入院を避け、住み慣れた地域社会や家庭で生活することが重要であるとの結論を得た。そのために、高齢者の急性期症状時にはできるだけ早く入院させ、症状の回復とともにできるだけ早く退院させる方法を取り入れた。これが一九七一年に始まった間歇入院システムである。同時に、退院した在宅患者を継続的に看護するために、保健婦や看護婦による訪問看護が開始された。これが、一九七二年に訪問看護専門の部署「居宅療養部」（青木 1976: 183）として独立した組織である。間歇入院システム導入の初期には、早期退院を促されることで、住民から「病院は金儲け主義に走っている」（青木 1976: 186）との声もあがったが、居宅療養体制によって看護を継続したため、次第に住民に受け入れられていった。これらの取り組みによって一九七一年に五四・八日あった在宅日数が、一九七四年には二八・七日と約半分に短縮された。

一九八〇年代になって、「在宅看護」「地域医療」という言葉が普及し始め、堀川病院の間歇入院システムと居宅療養体制が先駆的な医療システムとして注目をあびた。一九八二年度、三一施設の病院や保健所などが居宅療養部のシステムを見学しにきた（一九八三年第二七回社員総会議案書掲載）。堀川病院は在宅医療の先駆者のように扱われたが、病院から在宅に帰された患者を継続的に看護しようとした居宅療養体制は、白峯診療所時代からの看護婦による家庭訪問にみられるように、医療は暮らしの中にあるという医療姿勢にある。これが、新たな「老人病院」の増設ではなく、「在宅での医療と看護」の継続の選択を可能にしたゆえんである。

医療実践にみる医療者の育成

早川は、奥川幸子との対談で（早川・奥川 1989）、医学・看護教育において以下のように語っている。

医学教育ってのは、すぐ解剖、生理、病理、薬物でしょ……臓物の呼称だけ教えて人間の呼称が教えられていない。宗教教育も倫理教育もない……ただ記憶力がいいとか、要領がいいとか、そんなもの医者にしたら駄目だ、人の傷みがわかるものだけが、医者になる、看護婦になる。これが最大の条件です……少なくとも、人様の「生き死に」を扱うとか、人に接する仕事に就こうという奴は、宗教、倫理、文学、哲学と全部教える。歌も歌える（早川・奥川 1989: 751）。

さらに、一九九五年から二〇一三年まで前期に二回、滋賀県立医科大学で「医学概論」を担当した早川は、講義名を「総合人間学」と呼び変えている。授業の最初のレジュメには必ず「ぼくたちの道は決して楽な甘いものではありません。なぜなら、生きた心を持つ人間をみる仕事だからです。地域に住む住民の生活と暮らしの中に医療がある。病む本人が主治医であり、子どもが患者ならば名医は母親だ。病む人の自立・自主を尊重し、医療はその力を援助し、保護し、増力させる行為である」（一九九五年四月二一日第一回レジュメより）と書いている。

このように、早川は医療従事者の教育に力を注いできた。それは、診療所時代から看護婦とペアとなって家庭を訪問した経験からである。家族の状況を把握し、家族の相談相手となり、往診後も医者抜きで家庭訪問をする当時の看護婦たちの姿は、医師の助手でも手伝いでもなく、医療の重要な担い手であると捉えている（谷口 1988、早川 1976）。一九六〇年代、准看護婦の資格をもった者が多かったが、正看護婦として医療を担いたいという希望は医療の近代化とともに大きくなり、一九六四年に進学コース二年制の堀川高等看護学院（現京都保健衛生専門学校）が設立された（京都府庁文書昭和 39-381 京都府総合資料館所蔵）。民間の医療法人としては国内最初の看護学校であった。一期生は一四人が入学したが、結果的に経営困難となり三年間で閉校した。一九六九年に京都私立病院協会が運営を引き継ぎ、現在は京都保健衛生専門学校として存続している（京都私立病院協会20年史編纂委員会 1987）。

一九八〇年代以降、訪問看護体制を確立した堀川病院では、訪問看護を目的意識にもった看護師が全国から集まってくるようになった。早川はその看護師たちに「三年たったら故郷へ帰りなさいと言うんです。その代わり、行った先で訪問看護と往診を始めてくれ」（早川・奥川 1989: 748）と、奥川のインタビューで述べている。全国に地域医療を広めたいという思いが、看護学校設立時からあったのだ。

閉校後も、看護師の主体性の尊重は、一九七〇年に院内に結成された居宅療養部の体制に現れている（谷口 1988）。居宅療養部は、看護婦・保健婦が主体となって訪問企画書を作成し、医師がそれに従って行動するシステムである。現在でこそ訪問看護ステーションが各地に設立され、看護師たちの独立性が認められているが、居宅療養部はその端であった。堀川病院は訪問看護の「オリジナル」（早川 2006: 1122）といわれているが、「派出看護婦よりもっと前の時代から訪問看護の歴史はある」（早川 2006: 1122）と早川は否定する。しかし、今日注目されている訪問看護を中心とした在宅ケアは、早川たちの医療の出発点であったことは確かである。

おわりに

本章では、白峯診療所設立とその後改組された堀川病院で医療実践に関わった早川一光に注目し、その実践を歴史的に捉えながら、彼の医療者としての臨床実践と住民組織における医療運動との関わりについて検討した。

白峯診療所における「出っ張り医療」「踏み込む医療」、そして堀川病院に引き継がれた「往診」・「看護婦による訪問」・「医療懇談会」。開設と同時に展開してきたさまざまな実践の根源には「住民の中へ　住民と共に」（早川 1998: 205）のスローガンがあった。「住民の中」に入ることで、疾病が住民の暮らしや環境との関連の中で捉えられ、「住民と共に」運動することで、住民の暮らしに合わせた医療の方法や予防策がうちだされた。これらの実践が、疾病を施設内で「治す」だけでなく、社会的な要因と暮らしを見直す重要性を提示した意義は大きい。ではなぜ住民の中に入ったのか。「自分の身体は自分で守る、自分たちの暮らしは自分たちで守る」という住民の自立・自主・自衛の運動が、住民の暮らしと結びついてわき起こってきたからである。地域社会や人々の暮らしに結びついた医療運動によって、人間を総合的に捉える視点が、早川の医学観・教育観の主軸となった。さらに、自主・自立・自衛と共生が矛盾しないものであることを住民に教えられ、共生があればこそ主体性が維持できることを知った。一方で、住民の主体性を尊重しつつ医療を実践することの難しさに苦悩し続けた。住民との時間をかけた論争は、「住民と共に」運動する苦しさでもあった。しかし、その連続が「住民本位の運営」を可能にしたともいえる。

社会的背景とともに医療の実践方法は変容していくとしても、早川一光の医療従事者としての思想の根本に「住民が何を求めているか」の追求が常に存在していた。制度が在院日数を一方的に決定していく今日、「在宅のシステムは、病院、診療所、地域住民、自治体の総合的なネットワーク」(早川 2006: 1122)で守られることが必要であると述べる。早川は一九五〇年代に、往診・訪問看護活動を形作っていたが、その主体が住民である点で、主体が制度にある現在の在宅医療と様相を異にする。高度な医療技術とともに超高齢社会となった現在、地域住民と模索・実践を積み重ねてきた早川たちの取り組みは、住民の暮らしやそれを支える地域環境など、総合的な視点なしに医療や医学を考えることができないということを改めて示唆しているのではないだろうか。

註

(1) 堀川病院が創設した間歇入院システムは、高齢者の急性期症状時にはできるだけ早く入院させ、症状の回復とともにできるだけ早く退院させる方法。高齢者の日常生活のＱＯＬを高めるためにも長期入院を避け、住み慣れた地域社会や家庭で生活することが目的であった。このシステムによって病院の満床が解消され、赤字だった経営も順調となった。

（２）　居宅療養部とは、訪問看護専門の部署である。間歇入院システムによって在宅療養している退院患者を、継続的に看護する必要があるため創設された。医師・保健婦・看護婦・事務職員によってプロジェクトチームが編成された。居宅療養部の存在によって間歇入院システムは維持された。

（３）　一九四九年、京都府立医科大学において、女子医学専門学校教授（以降女子医専）の足立興一が辞職勧告をうけた。これに対して撤回の申し入れおよび教授会の公開を求める学生八人とそれを支持する足立興一・竹澤徳敬女子医専教授、野中弥一助教授に放学と休職を命じた。これに対して講師や学生たちが不当処分であると請願署名を提出。一九五〇年に京都地裁の一審判決で教授会裁量権の誤りとされたが、その後大学側は学生八人を戒告処分とした（京都府立医科大学百年史編 1974; 岡本康 1992）。

（４）　営業税は戦後地方税から事業税へと切り替わった。個人事業税はそれまでの免税所得額にも課税され、またその対象所得に対して所得税、地方税としての住民税、そして個人事業者にはさらに事業税がかかった。また自家労賃を認めない税金であった。西陣の賃織業者は労働法規の適用を獲得したにもかかわらず、労働者としての権利を黙殺され、高い税金を払わねばならなかった（上京民主商工会編 1987）。

（５）　神戸善一は九歳のときから西陣に丁稚奉公し賃織職人を経て小さな織屋を経営していた。社会経済に左右され最もしわよせを被る者が弱者である労働者であることを身をもって体験しており、西陣織の労働運動も経験していた。白峯診療所開設時に理事長となる。

（６）　竹澤徳敬《のりひろ》（1905-1983）：京都生まれ。京都府立医大卒。耳鼻科に入局。戦後母校の女子医専教授となる。

一九四九年辞職後、京都市内で開業。一九五八年から一九八三まで堀川病院院長就任。地域に支えられた堀川病院の形態を、「生活の医療」と称した。京都保険医協会理事（一九五四年～一九六三年）、京都市医師会理事（一九五五年～一九六三年）、京都私立病院協会理事（一九六九年～一九八二年）を歴任。

（7）松田道雄（1908-1998）：一九三二年京都大学医学部を卒業。医学博士。戦前より結核の治療に取り組み、昭和一五年『結核』を著述。戦中は召集で軍医となる。京都社会医学研究会で活動し、市民運動家でもあり、ロシア革命研究者でもある。戦後京都で小児科開業。白峯診療所開設以来、西陣地域の住民の運動を支えた。そこには反権力としての松田の自己決定の思想と西陣の住民運動の住民主体が重なっていたと思われる。早川は京都で学生生活を送り始めた際に父・朋光によって松田道雄を紹介されている。

（8）早川は自身の著者『わらじ医者京日記』（ミネルヴァ書房、一九七九年）がNHKドラマ人間模様にドラマ化された際（一九八二年七月四日～八月一日、五回シリーズ）、当時NHKに所属していた行天良雄（医事評論家）を通じて一九七八年に若月と初めて対面した。それ以来の交流であり、京都ではともに山本宣治の墓参りに行っている。一九九六年に早川は第五回若月賞を受賞している。

（9）一九五八年二月、住民出資金二四七万二一五五円、労働金庫から一二〇〇万円の融資を受け堀川病院が設立された。二二床、七科目診療、職員数四〇人、基準給食の許可をとって入院患者を受け入れ、手術室も完備された。理事長・院長に竹澤徳敬、副院長に早川、副理事長に神戸善一、顧問に松田道雄が就いた（『登記簿謄本法務局閉鎖登記簿』昭和三二年一〇月一〇日）。

（10）法人である堀川病院は、法人の資金として任意の団体である助成会すなわち地域住民に頼っていた。そこで、医療生協協同組合として西陣医療生協という法人の形を取ろうと、一九六四年に京都府に申請したが、北地区・西陣地区の各医師会の強固な反対を受け（京都府医師会 1968: 588）許可がおりなかった。医師会は開業医の団体であるが、開業医にとって住民や患者を独占するような組織には反対であったのだ。当時の民主府・市政（蜷川虎三知事、高山義三市長）は、京都府医師会と日本教職員組合、中小企業組合連合の三つが柱となって支持されており、医師会の反対を押し切ることは京都府政も避けたのである。助成会が、堀川病院の月刊助成会だよりの題字に医療生協とつけていた期間は、一九六四年～一九七二年の八年間である。

（11）助成会の状況は、一九七三年で会員数は三九二九名、積立金六七一七万円、設備金一六五一二万円、出資金六九一万円であった。積立金は、一ヶ月一〇〇円で三年満期の定額積み立て（年利四分六厘）、設備金は一口一万円以上（年利七分五厘）であった（『ほりかわ』昭和五〇年一月第九六号）。

（12）一九六五年、一九七一年、一九七四年の六〇歳以上の内科入院患者の割合は、それぞれ、二七・一パーセント、四三・八パーセント、五三・七パーセントと増加している（青木 1976: 180　内科入院患者年代別比較資料より）。

あとがき

そのインタビュー（↓第2章）は二〇一四年八月一日、京都の夏はいつもとても暑いのだが、やはり暑いその日の午後、早川先生の自宅のすぐ近く、先生が主催されている「幸・総合人間研究所」という名の付いている一軒家で行なわれた（そこはまた、私の勤め先である立命館大学・衣笠キャンパスのすぐ近くで、うかがうまでそんなに近くに住んでいることを知らなかった）。

メールを探してみると、その年の六月一五日、青土社の編集者、『現代思想』編集部の栗原一樹さんからその関係の第一信が届いている。九月号で「医者の世界」という特集（もう一つ仮題もあったが、そのうちこの題、「医者の世界――新しい医療との向き合い方」に決まった）をするけれども、誰かにインタビューをするはどうかという提案だった。これまで私はこの雑誌で幾人かにインタビューをさせてもらっているのだが（↓一七一頁・註（2））、一度インタビューしたことのある山田真さんともう一度もあり、といったことも含め、何人かの名前をあげていただいた。どうしたものかとしばらく考えていて、同月の二六日に早川先生ではどうかという返信をした。

それがどんな経緯だったか。思いついて栗原さんに送った六月二六日のメールには、私が大学院でやっている授業にもぐりで来ている萩原三義さん（「生存学研究センター」の客員研究員でもある）を見かけて、というようなことが書いてある。萩原さんは本業の鍼灸の仕事以外にほうぼう手広い活動をしている人で、先生とは懇意とのことで、彼から先生の話も聞いていた。そしてその頃私は第3章に記したように京都の十全会病院事件のことをすこし調べていて、その地の数十年前のことに関心があった。おおいに儲けたその病院と、それと対照的な実践と距離との関係にも関心があった。

栗原さんから同日にあった返信は、ちょうど市田・石井［2010］を読んでいて堀川病院への言及のあたりに差し掛かったところだった、早川先生に、がよいと思うとのことだった。それで萩原さんに打診してもらい、実現の運びになった。

私は、たくさんある早川本を買い込み、にわかの予習をした。務めている大学院で研究している先生の次女・西沢いづみさん（↓第4章）の論文にもあらためて目を通した。そしてインタビュー当日になった。栗原さんと萩原さんが同席した。その時のインタビューが第二章。

私はインタビューでは（でも）失礼な人間だと思う。根ほり葉ほり聞き出そうとして叱られることがある（↓一八〇頁・註（23））。今回もそんな気持ちでいながら、ときどきためらったように思う。私はそもそも、音声のない静止画のようなものがいくつかあるきりで、何も覚えていない人間だ。文字になるのは、なにかに記録しときどき呼び起こされることでかたちが定まったブロックのようなものだけだ。

もちろん、たいがいの人がもっとものごとをよく覚えていることは知っている。そして私を叱った横田弘（↓一八二頁）のような人は基本一直線でやってきた、というか、ある時からそうすることに決めた人だから、言うことは定まっている。早川先生はいろいろを渡ってきた人だ。幾度も幾度も語り、問われ語り、それが島のようになっている部分がある一方、事情あって表に出さないところはあるだろう。そうやって時間が経つと、そうした部分が消えていくということもあるように思う。どこまでしつこくしたらよいか、私はときどきためらうことがあったように思う（→一一六頁）。

その翌日、八月二日は、KBS京都の『早川一光のばんざい人間』という番組に私たちは招待された。なんとその番組は、毎週土曜、朝六時一五分から始まる生番組であって、先生は休まずその番組に出ており、その日はその一四〇〇回めということなのだった。私は少し遅れて着いたのだが、そこは早起きの、年とった人たちでいっぱいで、横の席にいてすこし話した人はかつては高槻から自転車で通っていたとのことで驚嘆した。私もなにか二言三言しゃべらされたのだが、たぶん意味のあることは言っていない。栗原さんは、私が着く前に美空ひばりの歌の指揮を先生から命ぜられ、指揮したとのことだった。

そうしてインタビューはすぐさま文字化され、そして八月の末発売された九月号、特集「医者の世界——新しい医療との向き合い方」に掲載された。それは評判がよくて、小熊英二さんが「論壇委員が選ぶ今月の三点」に選んでくれたりした（『朝日新聞』九月二五日）。

その後、先生はいっとき体調を崩したと聞いたが、翌二〇一五年三月二四日、天田城介さんが生存学研究センター・老い研究会の企画「ローカルな歴史を知っておくこと」が先生と桐島世津子さん（えいむ訪問看護ステーション看護師）を招いたときには大学に来て話をしてくれた――私は別の抜けられない仕事があって、その時は挨拶だけしかできなかったのだが。

この年、『造反有理』の続きとして書いていた部分がいったん終わったので、六月、それを本にする支度をすこし始めてみた。当初は、本書第3章になった部分、そして願わくば早川インタビューも収録させていただくことを考えていた。その本のことでやりとりを始めた。その中で六月一七日に早川インタビュー別立て案もありとの連絡があり、返信。七月三日、インタビューと私が書いたものと西沢さんの文章とで一冊をという栗原決定（後で『京都新聞』での先生の連載も収録することになった）。「なるはや」、原稿一五日までにというなかなかのスケジュールで、となった。当初私の分は基本雑誌掲載時のまま、だからたいした仕事ではないと思っていたのだが、見直していくと、単著の一部としてなら辛うじて許してもらえるかとは思ったが、今回の企画の一部としてはとてもだめであることがわかった。それでかなりのなおし、加筆をすることになった。

と、刊行に至る経緯だけを記した――こんなことも、こうして過去のメールをいちいち調べないとわからなくなくなるということもある。中身は読んでいただきたい。既に読んでくださった方は、私は私ですこしやってみたわけだが、先生の辿り来て辿り行く道のどのような引き継ぎ方があるのか、考えてもらえたらと思う。

二〇一五年七月一五日

立岩真也

さいごに　わらじの緒を締め直して

終戦の頃は全国民がハングリー、栄養失調で、感染症の時代でした。大人は結核で倒れ、子供はジフテリアや猩紅熱、赤痢菌で倒れていく。それを「生まれた時代が悪かった」「運命だ」といって放っておけなかった。なんとかしようということで、枕元へ駆けつけていく。いわゆる臨床ですね。臨床というのは文字通り、ベッドサイドに臨んでいくということですが、そういう医者になりきってみたいと思いました。

しかし、二年ほどして大学から追放されてしまいました。あの頃の京都は左翼政党が非常に強くて、府もなんとか「赤い」府立病院から普通の病院にしたいという思惑もあったのだと思います。アメリカのほうも、進駐軍のなかにインターナショナルを歌うような兵隊もたくさんいたのですが、そういう連中は本国へ還されました。僕らも捕まったり殴られたりする。僕らの大学は反権力のメッカみたいに思われていたでしょうね。

そのなかで、僕らは反権力運動だけで事を終わらせるのではなく、「住民の中へ」、「住民と共に」、「住民が主体である」という考え方で住民を組織しました。その人たちと一緒に運動を展開するのがこれからの民主化運動の非常に大事な点であるというふうに思ったわけです。この、住民が主体であり、住民の自主であり、住民と共に生きることが大事だという考え方自体は今も変わりません。

まずやったことは、いつでも誰でもどこでも医療にかかれるような国民皆保険を敷こうということです。何年かかってもいいから、そういうシステムを敷こうと。それが完成するまでに十数年かかりました。これで救われた人たちはたくさんいるわけですし、金持ち大国のアメリカでさえ現在も達成できていないことを敗戦後のどん底の状態からつくり上げてきた日本の医療保障制度は世界に誇ってよいものではないでしょうか。国民の寿命が延びたのは事実ですから。

しかし、それがすべてよいことかというと、寿命が延びてきたことにまつわるハンディも出てきましたね。それに依拠して儲けようという医者も出てくるし、儲からない医療はやらないという医者も出てくる。医療費を削減しようとする政府が一緒になって、儲けに走るものの考え方を蔓延させてしまう。それは医者だけでなく、医者を中心にした看護や介護、福祉に従事する人たちのものの考え方にも影響を与えています。いわゆる経営主義で、儲からないことはしないという医療と福祉をやらざるをえない。あるいは儲かる医療を知らぬうちにやってしまう。

京都でも生き残っていく医療機関は経営が上手です。真面目に地域医療をやって「住民と共に」なんて言っていると経営がしんどくなってきて、だんだん縮小するか解体するか変質するしかない。そうなっていくのをじっと見ていると、やっぱりシステムを変えるだけでは物事は進まないのだなと思います。運動と組織と方針をしっかりと持っていないと、潰れてしまうのです。

「畳の上で往生」、「畳の上で養生」ということで、畳の上で家族に囲まれて、「おじいちゃん死なないで」と肩を揺す振られながら、「お前たちには世話になったね」と一言残して息を引き取っていく、こういう死なせ方を考えてきました。病院で一日、二日延命処置をしながら往き延ばさせるだけが医療ではないように思えます。そうなると今度はターミナルということで、人間はどうあるべきかということを考えざるをえなくなってきます。七〇歳を超え、八〇歳を超えたところで、そういうところに立ち至りました。

七〇、八〇、九〇歳を超えてできる医療は何でしょう。僕自身の体は、聴診器の音が聞こえなくなり、黄斑症で右の目は見えなくなり、左にもかかってきて、もう三年くらい過ぎたら両目の視力を失うことになるでしょう。そういうなかで、検査で多発性骨髄腫が見つかった。骨の痛みが強かったものですから、これには耐えられなくて、新しい治療をやってみようということで、血液内科外来に通っているのが現状です。骨と皮だけになりましたが、真剣に取り組んでくれる先生にも巡り合えて、少なくとも痛みだけは少なくなりました。

いずれにしても、最後に残るものは何か、残すべきものは何であり、残してはいけないものは何かということを考える年齢になりました。自分の生きてきた歴史を振り返ってみて、どこに問題があったのか、またこれから機能が衰えていく自分自身がどういうターミナルを迎えていくか、僕がこれまでみなさんに言ってきた「畳の上で往生」「畳の上で養生」ということが本当にお年寄りの幸福に通じるかどうか、これも今考え直してみないとみなさんに申し訳ない。「長生きさせるだけでは困ります」と言われたら、他にどういう方法があるのか考えなければなりませんし。

訪問看護・介護を受けてみて思ったことですが、僕ら年寄り夫婦が二人だけでポツンとおるのは本当に幸福かどうかというのも、もういっぺん考え直してみなければなりませんね。実際手厚い看護を受けているのは確かです。しかし、これが僕らが理想に思った在宅医療だったかどうか、実は疑問に思ってもいるのです。不満ではなく、「これでいいのか？」という疑問です。あるいは反省です。週に二回は訪問看護を受けているのですが、真摯になって看護をやってくださいますし、サービスもきちんとやってくださる。でも、例えば水分が必要であるということは頭ではわかるけれど、渇きに対する体の反応そのものが若者と違うのですね。僕も若い頃は気がつきませんでした。「水分が必要だなんて、わかりきってるやないか」と思っていました。それがこうして年寄りになってみて、「飲めない」と初めて気がつきました。それで看護師さんに「一緒に勉強しよう。なんかいい方法があるはずや」と声をかけたというわけです。

水分以外にも気がついたことはたくさんあります。例えば夜が怖いとか。暗くなってくると、「ああ、また夜が来る」と思う。こういうことをどうしたらわかってくれるのかなと思います。思わず携帯電話を枕元に置いて寝てるんです。これを離すと不安になる。携帯電話は薬でも何でもないのに、心の安らぎを与えてくれます。とにかく人が恋しくなるんです。そのことに気づいている子供たちが時々電話してくれて、「元気かぁ〜?」と言ってくれる。「親父が元気かどうか心配で電話したんや」と。そこで「わしからも電話してええか?」と聞くと、「いつでも電話して」と言ってくれる。その一言で安心して寝られるというわけです。そんな九一歳の自分の姿を見て、「こうなるとは、年をとるまで、わし、知らんかった!」と思いました。

医療も福祉も、制度だけでは人間は救われません。制度を運用するのは人間であって、人間がものの考え方を変えないかぎりは何も変わらないのです。

それにはやっぱり教育です。総合人間学、つまり文学も音楽も哲学も含めた総合的な学問が基礎にないといけないのです。医学だけで鼻や目や耳などの部位を修復しても、人間は治らない。じゃあ心だけ修復したらいいかというと、心理学の分野だけで人間が治るとも思いません。医療的技術が必要な疾患を持ちながら心理的な悩みを抱えているのが人間ですから、人間そのものは一体どういうものかということを本当に基本的に勉強できる基礎医学を、医者になる者には少なくとも四年間、きちんと教えたい。それぞれの専門の先生が、医者になりたいという子供たちをきちんと教育する責任があります。その後の臨床においては、何年かかっても「これでよい」というときはずっと来ないのです。最後までわからないものはわからないし、見えないものは見えないのです。

ただ少なくとも言えることは、総合人間学を四年間きちんと教え、四年経ってから改めて医学の道へ進むかどうか決めたらどうかということです。臓物教育ではなく、教授が一人ひとり学生を呼んで悩みを聞くとか、人間教育に重点を置いたシステムに変えないといけません。

これは、医学概論ではないし、ヒポクラテスでもないですね。もっと違った人間学がある。それが口の先まで出かかっているのですが、そこからなかなか出ないのです。摘んで引き出したいと思うくらい。あるのはわかるのに、「これですよ」と示すことができないのがもどかしい。

九一歳を過ぎ、これからが本番です。今までわからなかったものがわかってきた。九一歳の僕の残った能力で若い人の能力の開発にどれだけ役立つことができるか。若い人たちの意欲をいかに掻き立てるかということが僕の仕事であるように思います。「今どきの若い者は……」という年寄りにはなりたくない。「一緒に勉強しような!」というかたちで、わらじの緒を締め直して緩めない。

僕らが年をとっていく現実のなかで、今のシステムの恩恵を確かに受けています。ただし、これが抱える矛盾、受ける側から見た不満と不安、これらを表にどんどん出していくなかで、若い人たちと一緒に話し合っていくことの積み重ねを大事にしたいと思っています。

二〇一五年七月二〇日　　早川一光

参考文献一覧

※を付したものはウェブ上で全文を読める。「わらじ医者の来た道」で検索すると「生存学」のサイト（http://www.arsvi.com/）内に文献表があり、そこから全文あるいは書誌情報にリンクされている。

青木純一　2011「患者運動の存立基盤を探る――戦中から戦後にいたる日本患者同盟の動きを中心に」、『専修大学社会科学年報』45:3-14　※

青木信雄　1976「病院における長期在院患者問題との取り組み―間歇入院制と居宅療養へ」、西尾編［1976:180-189］

青木信雄・早川一光　1978「老人医療とディ・ケア――京都・堀川病院の活動を中心として」、『公衆衛生』42-9:564-572

青木信雄他　1994「右京区内在宅要介護者の実態調査（平成4年度）」、『京都医学会雑誌』41-1:121-126（京都府医学会）

新井光吉　2003「高齢社会における地域医療の持つ可能性」、『経済学研究』5-6(69):65-103

朝日新聞社編　1973a『荒廃をつくる構造』、朝日新聞社、朝日市民教室・日本の医療5

――――　1973b『どう医療をよくするか』、朝日新聞社、朝日市民教室・日本の医療7

朝日新聞　1976「卒中の仲間で半歩でもの会」、一九七六年二月一八日京都版朝刊一三面

朝日新聞　1979「長期入院患者の在宅看護」、一九七九年三月二五日大阪版朝刊
天田城介・村上潔・山本崇記編　2012『差異の繋争点――現代の差別を読み解く』、ハーベスト社
東昂　1951「哺乳類大脳並に小脳の皮質表面積に関する比較解剖孶的研究」、京都府立医科大学博士論文
有吉玲子　2013『腎臓病と人工透析の現代史――「選択」を強いられる患者たち』、生活書院
池田光穂　2007-「中川米造」http://www.cscd.osaka-u.ac.jp/user/rosaldo/070228nakagawaq.html
石川達三・戸川エマ・小林提樹・水上勉・仁木悦子　1963「誌上裁判　奇形児は殺されるべきか」、『婦人公論』48-2:124-131
市田良彦・石井暎禧　2010『聞書き〈ブント〉一代――政治と医療で時代をかけ抜ける』、世界書院
石井暎禧・小松美彦（聞き手）2014「医療批判としての地域医療――新自由主義的医療政策の時代に」、『現代思想』42-13(2014-9):68-89
稲場雅紀・山田真・立岩真也　2008『流儀――アフリカと世界に向い我が邦の来し方を振り返り今後を考える二つの対話』、生活書院
井上俊　1973『死にがいの喪失』、筑摩書房
医療と社会復刻版刊行委員会編　1990『医療と社会　復刻版』、機関誌共同出版
医療法人西陣健康会堀川病院編　1998『西陣の地域に40年――堀川病院開設40周年記念誌』
岩井会編　2001『岩井弼次――七十五年の足跡』、創生社
上野千鶴子　2015『セクシュアリティをことばにする――上野千鶴子対談集』、青土社
上野千鶴子・立岩真也　2009「労働としてのケア」（対談）、『現代思想』37-2(2008-2):38-77→2015「ケアの値段はなぜ安いか」、上野［2015］

上野千鶴子・大熊由紀子・大沢真理・神野直彦・副田義也 編　2008a『ケアという思想』、岩波書店、ケア その思想と実践1
大熊一夫　2009『精神病院を捨てたイタリア 捨てない日本』、岩波書店
太田典礼　1963「安楽死の新しい解釈とその立法化」、『思想の科学』
――　1969「老人の孤独」、『思想の科学』85:42-47
――　1980『反骨医師の人生』、現代評論社
大谷いづみ　2005「太田典礼小論――安楽死思想の彼岸と此岸」、『死生学研究』5:99-122 ※
岡本康　1992「府立医大放校事件のこと」、京都の医療を語る会『京都の医療を語る』70-73
岡本康　2008『革新京都の先駆者たち――治安維持法犠牲者の群像』、つむぎ出版
岡本正・高橋晄正・毛利子来・大熊由紀子（司会）　1973「日本医師会のタテマエとホンネ」、朝日新聞社編〔1973a:161-217〕
長宏　1978『患者運動』、勁草書房
加来耕三　1984「父子鷹――早川一光（京都）」、志村編〔1984:175-214〕
笠原嘉・東昂　1969「自殺の病態心理」、『実地医家のための現代臨床講座』2-7（医学研究社）
勝村久司　2001『ぼくの「星の王子さま」へ――医療裁判10年の記録』、メディアワークス、発売：角川書店
――　2002『レセプト開示で不正医療を見破ろう！――医療費3割負担時代の自己防衛術』、小学館文庫
角田豊・奈倉道隆編　1978『高齢化社会と社会保障』、法律文化社
鎌田實　1999「住民が主人公」、『月刊総合ケア』9(8):34-45
鎌田實　2001『命があぶない医療があぶない』、医歯薬出版

上京民主商工会編　1987　『第30会総会記念三十回への歩み』、上京民主商工会
川島孝一郎　2008　「こんなになってまで生きることの意味」、上野他編［2008a:211-226］
――――　2014　「統合された全体としての在宅医療」、『現代思想』42-13(2014-9):146-156
関西医療民主化同盟　1948　「医療民主化全国会議を提唱す」、『医療と社会』→1990　医療と社会復刻版刊行委員会編［1990:303-304］
北出真紀恵　2003　〝コミュニティ〟としてのラジオスタジオ――京都放送『早川一光のばんざい人間』を事例として」、『大阪大学年表人間科学』（大阪人間科学）24-2:269-287　※
京都私立病院協会20年史編纂委員会　1987　『京都私立病院協会20年史』
京都新聞　1995　「たどり来し道――（5）自治会活動」、一九九五年二月六日一面夕刊
京都新聞　1995　「たどり来し道――（19）両親のこと③」、一九九五年二月二三日一面夕刊
京都府医師会　1968　『京都府医師会20年史』
京都府保険医協会20年史編集企画委員会　1970　『目でみる20年史』、京都府保険医協会
京都府立医科大学全学共闘会議　1969　「京都府立医科大学・研修医反対闘争――研究棟設置問題」、日本評論社編集部編［1969:89-271］
京都府立医科大学百年史編集委員会　1974　『京都府立医科大学百年史――1872年―1972年』
京都民医連30周年記念実行委員会　1984　『京都民医連30周年記念誌』
黒岩卓夫　2008　「在宅医療の場と理念」佐藤智編［2008:26-47］
小林宗之・谷村ひとみ編　2013　『戦後日本の老いを問い返す』、立命館大学生存学研究センター、生存学研究センター報告19　※

櫻井浩子・堀田義太郎編　2009　『出生をめぐる倫理――「生存」への選択』、立命館大学生存学研究センター、生存学研究センター報告10　※
佐藤智編　2008　『在宅医療の諸相と方法』（明日の在宅医療・2）、中央法規
佐藤進　1989　「地域における保健・医療と福祉との連帯をめぐって」、『社会福祉』30:1-10
志村有弘編　1984　『日本仁医物語　近畿篇』、国書刊行会
青医連中央書記局編　1969　『日本の大学革命6　青医連運動』、日本評論社
全商連史編纂委員会　1991　『民商・全商連の40年』、全国商工団体連合会
孫治斌　1998　「住民運動としての地域医療――京都「西陣健康会」の50年」、『実験社会心理学研究』38-2:215-225
高橋晄正　1969　『社会の中の医学』、東京大学出版会、UP選書
――――　1970　『現代医学　医療革命への指針』、筑摩書房
高橋晄正・中川米造・大熊由紀子　1973　「医療の質をどうよくするか」、朝日新聞社編［1973b:133-188］
高草木光一編　2013　『思想としての「医学概論」――いま「いのち」とどう向き合うか』、岩波書店
高見国生・天田城介　2015　「認知症の時代の家族の会」、『現代思想』43-6(2015-3):74-95
高杉晋吾　1972　『差別構造の解体へ――保安処分とファシズム「医」思想』、三一書房
竹澤徳敬・谷口政春　1977　「地域病院における老人医療」、『病院』36-2:18-22
竹澤徳敬先生を偲ぶ編集委員会編　1984　『誇らしくまた美しく竹澤徳敬先生を偲ぶ』
立岩真也　1996　「書評：村上陽一郎『医療――高齢社会へ向かって』」、『週刊読書人』2160:8　※
――――　1997　『私的所有論』、勁草書房
――――　2000　『弱くある自由へ――自己決定・介護・生死の技術』、青土社

——　2001　「国家と国境について・1～3」、『環――歴史・環境・文明』5:153-164, 6:283-291, 7:286-295 →立岩・アフリカ日本協議会編［2007］
——　2006　『希望について』、青土社
——　2007　「解説」、横塚［2007:391-428 → 2010:427-461］
——　2008a　『良い死』、筑摩書房
——　2008b　「在宅ケアを支える、つもりがあるならば」（講演）、ＮＰＯ在宅ケアを支える診療所・市民全国ネットワーク〝全国の集い〟in京都、於：同志社大学
——　2008c　「争いと争いの研究について」、山本・北村編［2008:163-177］　※
——　2009a　『唯の生』、筑摩書房
——　2009b　「軸を速く直す――分配のために税を使う」、立岩・橋口・村上［2009:11-218］
——　2010　『弱くある自由へ――自己決定・介護・生死の技術』、青土社
——　2012a　「差異とのつきあい方」、立岩・堀田［2012:15-93］
——　2012b　「「ブックガイド・医療と社会」より」、立岩・有馬［2012:173-230］
——　2013a　『私的所有論　第2版』、生活書院・文庫版
——　2013b　『造反有理――精神医療現代史へ』、青土社
——　2014　『自閉症連続体の時代』、みすず書房
——　2014-　「生の現代に・1～」、『現代思想』42-6(2014-4):8-19、42-6(2014-4):8-19, 43-10(2015-6):8-19～
——　2015a　「再刊にあたって　解説」、横田［2015:223-249］
——　2015b　『(題名未定)』(近刊)、青土社

立岩真也・有馬斉　2012『生死の語り行い・1――尊厳死法・抵抗・生命倫理学』、生活書院
立岩真也・堀田義太郎　2012『差異と平等――障害とケア／有償と無償』、青土社
立岩真也・村上慎司・橋口昌治　2009『税を直す』、青土社
立岩真也編　2014『身体の現代・記録（準）――試作版：被差別統一戦線～被差別共闘／楠敏雄』、Kyoto Books
――　2015『与えられる生死：１９６０年代――『しののめ』安楽死特集／あざらしっ子／重度心身障害児／「拝啓池田総理大学殿」他』、Kyoto Books
立岩真也・アフリカ日本協議会編　2007『運動・国境――２００５年前後のエイズ／南アフリカ＋国家と越境を巡る覚書　第２版』、Kyoto Books
谷口政春　1976「保健活動は地域の人々とともに」、『保健婦雑誌』32-4:28-34
――　1988「在宅ケアへの歩み」、谷口・石井編［1988:53-73］
堂本義明［1936］1990「医療分野に於ける今後の活動」、『医療と社会』→医療と社会復刻版刊行委員会編［1990:75-84］
中日新聞　1979a「若き血潮」、一九七九年五月二一日一二面夕刊
中日新聞　1979b「住民の中へ」、一九七九年五月二八日一二面夕刊
中里憲保　1982『地域医療の旗手――住民と共に歩む「赤ひげ」たち』、現代出版
中西正司　2014『自立生活運動史――社会変革の戦略と戦術』、現代書館
中西正司・立岩真也　1998「ケアコンサルタント・モデルの提案――ケアマネジメントへの対案として」、ヒューマンケア協会ケアマネジメント研究委員会［1998］
中野進　1976『医師の世界――その社会学的分析』、勁草書房

――― 1996 『新・医師の世界――その社会学的分析』、勁草書房
奈倉道隆 1978 「高齢化社会の保健医療システム」、角田・奈倉編［1978:113-131］
――― 1981 「社会福祉と保健・医療との接点」、『社会問題研究』31-2・3・4:161-167
西池季一 1976 「地域医療における住民運動」、西尾編［1976:212-221］
西尾雅七編 1976 『社会保障と健康の問題――老人問題の今後』、ミネルヴァ書房
西沢いづみ 2009a 「生活の場を起点としたポリオ生ワクチン獲得運動」、『出生をめぐる倫理研究会 2008年度年次報告書』64-73 ※
――― 2009b 「ポリオ生ワクチン獲得運動に見いだされる社会的な意義」、櫻井・堀田編［2009:83-112］ ※
――― 2011 「地域医療における住民組織の役割の歴史的検討――白峯診療所および堀川病院の事例を中心に」、『Core Ethics』7:211-220 ※
――― 2012 「西陣地域における賃織労働者の住民運動――労働環境と医療保障をめぐって」、天田・村上・山本編［2012:41-61］
――― 2013 「１９７０年代の京都西陣における老人医療対策と住民の医療運動との関わり」、小林・谷村編［2013］ ※
――― 2014 「早川一光の臨床実践からみた住民の医療運動――京都西陣地区での終戦から１９７０年までの取り組みをてがかりに」（草稿）
西岡晋 2002a 「第一次医療法改正の政策過程（１）」、『早稲田政治公法研究』70:183-217 ※
――― 2002b 「第一次医療法改正の政策過程（２・完）」、『早稲田政治公法研究』71:61-94 ※
西陣医学研究会設立準備有志一同 1958 「西陣医学研究会設立に関する趣意書」

（医療法人）西陣健康会堀川病院編　1978『堀川病院20周年記念』
――1998『西陣の地域に40年――堀川病院開設40周年記念誌』
日本患者同盟四〇年史編集委員会編　1991『日本患者同盟四〇年の軌跡』、法律文化社
日本共産党中央委員会出版局　1972『日本共産党の五十年』、日本共産党中央委員会出版局
日本評論社編集部　1969『日本の大学革命2　全国学園闘争の記録II』、日本評論社
早川一光　1956「今後当面する診療所の方向とその方針について」
――1976「訪問看護と病院の歩み」、『保健婦雑誌』32(2):1-5
――1978a「戦後33年を振り返って」、西陣健康会堀川病院編［1978］
――1978b「路地から路地へ わらじの医療」、『潮』3:197-200
――1979『わらじ医者京日記――ボケを看つめて』、ミネルヴァ書房
――1980『続　わらじ医者京日記』、ミネルヴァ書房
――1981「この道はいつか来る道――京都堀川病院の生活医療」、『看護学雑誌』45-7:764-77
――1983a『親守りのうた』、合同出版
――1983b『ボケてたまるか！――早川一光講演録』、神奈川県老人クラブ連合会
――1984『ポックリ往く人逝けぬ人』、現代出版
――1985a『ぼけない方法教えます』、現代出版
――1985b『ぼけの先生のえらいこっちゃ』、毎日新聞社
――1986『畳の上で死にたい』、日本経済新聞社
――1989『長生きも芸のうち――となりのおばあちゃん』、小学館

――1990a『くらしの中の知恵――ボケないボケさせない』、協同組合通信社
――1990b『おいおいあんなぁへえー』、京都21プロジェクト
――1991『ほうけてたまるか』、労働旬報社
――1992『ボケない話　老けない話』、小学館
――1995a『不思議・ふしぎ　からだ再発見！　1』、ミネルヴァ書房
――1995b『くらしの中の知恵――ボケないボケさせない』、小学館
――1995c『大往生の心がけ――わらじ医者の一人語り』、創樹社
――1995d『ボケないひけつ教えます――看護と介護の道を歩く人たちとともに』、小学館
――1996a『わらじ医者健康問答』、京都21プロジェクト
――1996b『不思議・ふしぎ　からだ再発見！　2』、ミネルヴァ書房
――1996c『いきいき生きる――人間学のすすめ』、京都新聞社
――1998a『お迎え来た…ほな行こか――老いと死、送りの医療』、佼成出版社
――1998b「住民の中へ　住民と共に――町衆の医療」、『実験社会心理学研究』38-2:205-214
――2003a『〝わらじ医者〟早川一光のボケない生き方ボケても幸せな老い方』、海竜社
――2003b『大養生のすすめ』、角川書店
――2003c『老い方練習帳』、角川書店・新書
――2003d『人生は老いてからが楽しい』、洋泉社
――2004a『ほな、また、来るで――人を看るということ』、照林社
――2004b『お～い、元気かぁ～――医の源流を求めて』、かもがわ出版

――― 2005a『老いかた道場』、角川書店・新書
――― 2005b『ひろがれ、ひろがれ九条ねぎ（祈ぎ）の輪――早川一光　憲法わいわい談義』、かもがわ出版
――― 2006「訪問看護は堀川病院のオリジナルではありません！――早川一光氏に聞く」、『訪問看護と介護』11-12:1118-1122
――― 2007『大養生の作法――人生最終章の生き方のコツ』、角川書店・新書
――― 2008『わらじ医者　よろず診療所日誌』、かもがわ出版
――― 2009「医師・早川一光が語る民主主義・平和・革新懇運動」（インタビュー）、『京都革新懇ニュース』二〇〇九年九月一〇日号　※
――― 2009a「早川一光のよろず診療所日誌　第五十二話　私の地域医療（その3）」、『福祉のひろば』477(112), 56-57
――― 2009b「早川一光のよろず診療所日誌　第五十三話　私の地域医療（その4）」、『福祉のひろば』478(113), 56-57
――― 2009c「生き方上手わらじ医者からのメッセージ」、『月刊保団連』(987):8-14
――― 2009d「早川一光のよろず診療所日誌　第五十五話　私の地域医療（その6）」、『福祉のひろば』480(115), 56-57
――― 2010「早川一光のよろず診療所日誌　第六十七話　私の地域医療（その18）」、『福祉のひろば』492(127), 56-57
――― 2012『どーんと来い、困りごと』、かもがわ出版
――― 2014「早川一光のよろず診療所日誌　第百七話　総合人間学のすすめ（その8）」、『福祉のひろば』

532(167),62-63

早川一光・奥川幸子　1989　「生活の中でこそ医療が生きる」『作業療法ジャーナル』23(10):746-753

早川一光・鎌田實　2001　「VS早川一光　地域医療の青い鳥を探して」、鎌田［2001:134-194］

早川一光・立岩真也　2014　「わらじ医者はわらじも脱ぎ捨て――「民主的医療」現代史」、『現代思想』42-13(2014-9):37-59

早川一光・渡辺武男　1997　「この人に聞く――たどり行く道」、『地域福祉研究会』25:48-55

早川一光編　1983　『ボケの周辺――老いを支える人間もよう』、現代出版

早川一光・老いの心と体の研究会編　1982　『ボケ１００番』、現代出版

早川一光・吉沢久子　「対談」、吉沢・早川編［1982:175-212］

ヒューマンケア協会ケアマネジメント研究委員会　1998　『障害当事者が提案する地域ケアシステム――英国コミュニティケアへの当事者の挑戦』、ヒューマンケア協会・日本財団

呆け老人をかかえる家族の会編／早川一光監修　1982　『ぼけ老人をかかえて』、合同出版

堀江英一・後藤靖　1950　『西陣機業の研究』、有斐閣

松枝亜希子　2013　「1960-70年代の保健薬批判――高橋晄正らの批判を中心に」、『Core Ethics』9:211-220　※

松田道雄　1951　「推薦文」→松田［1980］

――　1980　『私の読書法』、筑摩書房、松田道雄の本15

松原洋子・小泉義之編　2005　『生命の臨界――争点としての生命』、人文書院

三宅貴夫　1983a　『ぼけ老人と家族をささえる――暖かくつつむ援助・介護・医療の受け方』、保健同人社

――　1983b　「呆け老人をかかえる家族の会ができるまで」、早川編［1983:10-12］　※

——— 1995 『老いをめぐる12＋1話——老年科医の診療ノートから』、ユージン伝
——— 2012 「私の転居歴2——京都」、『認知症あれこれ、そして』 ※
——— 2015 「認知症の人と介護家族の支援——「認知症の人と家族の会」の設立への私的経験」、『現代思想』43-6(2015-3):204-211
水上勉 1963/06 「拝啓池田総理大臣殿」、『中央公論』1963-6:124-134→立岩編［2015］
水野肇 2003 『誰も書かなかった日本医師会』、草思社
村上陽一郎 1996 『医療——高齢社会へ向かって』、読売新聞社、20世紀の日本
若月俊一 1974 『農村医療にかけた30年』、家の光協会
——— 1976 「農村における、いわゆる地域医療の組織化」、『農村医学』24-5:662-666
——— 1994 『信州の風の色——地域農民とともに50年』、旬報社
——— 2010 『信州の風の色——地域農民とともに50年 第2版』、旬報社
山口研一郎 1995 『生命をもてあそぶ「現代の医療」』、社会評論社
——— 2013 「医療現場の諸問題と日本社会の行方」、高草木編［2013:151-233］
——— 2014 「現場的視点からとらえた「社会保障としての医療」の変質——「経済活性化のための医療」に向けて二極化する医師たち」、『現代思想』42-13(2014-9):122-131
山田真 2005 『闘う小児科医——ワハハ先生の青春』、ジャパンマシニスト社
山田真・立岩真也（聞き手） 2008a 「告発の流儀——医療と患者の間」（インタビュー）、『現代思想』36-2(2008-2):120-142
——— 2008b 「告発の流儀」、稲場・山田・立岩［2008］

山本崇記　2004　「松田道雄小論――戦後革新政治におけるその位置」、『戦後社会運動史のために・1』、科学研究費助成研究、基盤Ｂ・16330111、二〇〇四年度報告書 3:35-61　※
――　2005　「松田道雄関連著作リスト」　※
横田弘　1979　『障害者殺しの思想』、ＪＣＡ出版
――　2004　『否定されるいのちからの問い――脳性マヒ者として生きて　横田弘対談集』、現代書館
――　2015　『増補新装版　障害者殺しの思想』、現代書館
横田弘・臼井正樹・立岩真也　2015　『(題名未定)』、生活書院
横塚晃一　1975　『母よ！殺すな』、すずさわ書店
――　1981　『母よ！殺すな　増補版』、すずさわ書店
――　2007　『母よ！殺すな　第３版』、生活書院
――　2010　『母よ！殺すな　第４版』、生活書院
吉沢久子・早川一光編　1982　『銀の杖』、自由企画・出版

雑誌

『現代思想』　二〇一四年五月号 特集：精神医療のリアル――ＤＳＭ－５時代の精神の〈病〉
――　二〇一四年九月号　特集：医者の世界――新しい医療との向き合い方
――　二〇一五年三月号　特集：認知症新時代

初出一覧

第1章　たどり来し道……………『京都新聞』一九九五年二月一日―二八日夕刊一面

第2章　わらじ医者はわらじも脱ぎ捨て――「民主的医療」現代史…………『現代思想』二〇一四年九月号

第3章　早川一光インタビューの後で・1、2…………『現代思想』二〇一四年九月号、一〇月号

第4章　早川一光の臨床実践からみた住民の医療運動――京都西陣地区での終戦から1970年までの取り組みをてがかりに……草稿

あとがき…………書き下ろし

さいごに　わらじの緒を締め直して…………録り下ろし

＊第2章・第3章・第4章は、本書収載にあたり、加筆修正を施した。

著者略歴

早川一光（はやかわ・かずてる）

1924年、奉天（瀋陽）生まれ、愛知県知多郡横須賀町（東海市）育ち。京都府立医科大学卒業。1950年、京都西陣に住民出資により白峯診療所を創設。のちに堀川病院となり、院長・理事長を歴任。1997年から2003年まで、京都府美山町の美山診療所の公設民営化に従事し、所長を務める。1998年、京都衣笠に「幸・総合人間研究所」設立。2002年、同じく衣笠に「わらじ医者よろず診療所」を開設。1987年から、ラジオ番組のパーソナリティー（KBS京都「早川一光のばんざい人間」）も務める。著書に『わらじ医者京日記――ボケを看つめて』（ミネルヴァ書房、1979年、第34回毎日出版文化賞）、『わらじ医者よろず診療所日誌』（かもがわ出版、2008年）ほか多数。

立岩真也（たていわ・しんや）

1960年、佐渡島生まれ。東京大学大学院社会学研究科博士課程修了。立命館大学大学院先端総合学術研究科教授。著書に『私的所有論』（勁草書房、1997年→第2版、生活書院、2013年）、『造反有理――精神医療現代史へ』（青土社、2013年）、『自閉症連続体の時代』（みすず書房、2014年）ほか多数。

西沢いづみ（にしざわ・いづみ）

1957年、京都市生まれ。新潟大学理学部生物学科（免疫学）卒業。京都中央看護保健大学校・京都府医師会看護専門学校生物学・生命倫理学講師。立命館大学大学院先端総合学術研究科一貫博士課程。著書に『生物と生命倫理の基本ノート――「いのち」への問いかけ』（金芳堂、改訂2版、2013年）、論文に「西陣地域における賃織労働者の住民運動――労働環境と医療保障をめぐって」（天田城介・村上潔・山本崇記編『差異の繋争点――現代の差別を読み解く』ハーベスト社、2012年）など。

わらじ医者の来た道

民主的医療現代史

2015年 8月25日　第1刷印刷
2015年 9月10日　第1刷発行

著者――早川一光＋立岩真也＋西沢いづみ

発行人――清水一人
発行所――青土社
〒101-0051　東京都千代田区神田神保町1-29　市瀬ビル
［電話］03-3291-9831（編集）　03-3294-7829（営業）
［振替］00190-7-192955

印刷所――双文社印刷（本文）
方英社（カバー・扉・表紙）
製本所――小泉製本

装幀――桂川 潤

ISBN978-4-7917-6879-0 C0030